JN106011

私の肌がもとに戻るまで

「難聴が治る」という強い電流をあびた私は、その後４か月間、肌の腫れとかゆみと闘うことになりました。それまでずっと「自分の免疫で治す」ことを信条としてきたのに――。

しかしこの経験から、改めて「自分の免疫で治す」ことの重要性を痛感したのです。

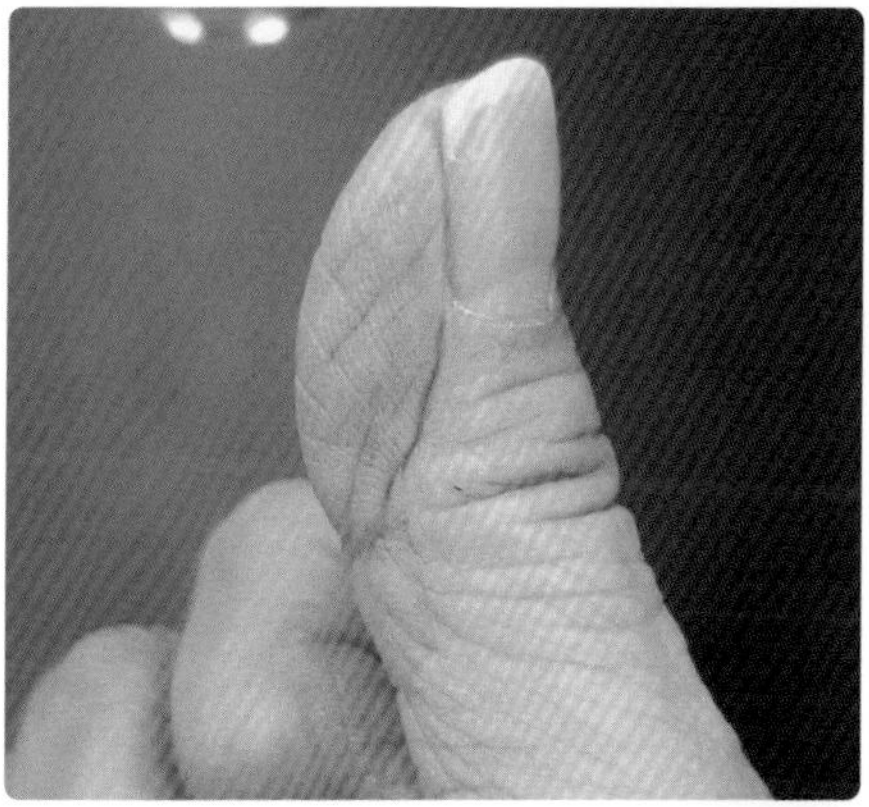

6月23日

難聴治療のため、強い電流をあびる。
親指が腫れる。

7月24日

首の後ろにアレルギー反応が起こる。腕にも少し。

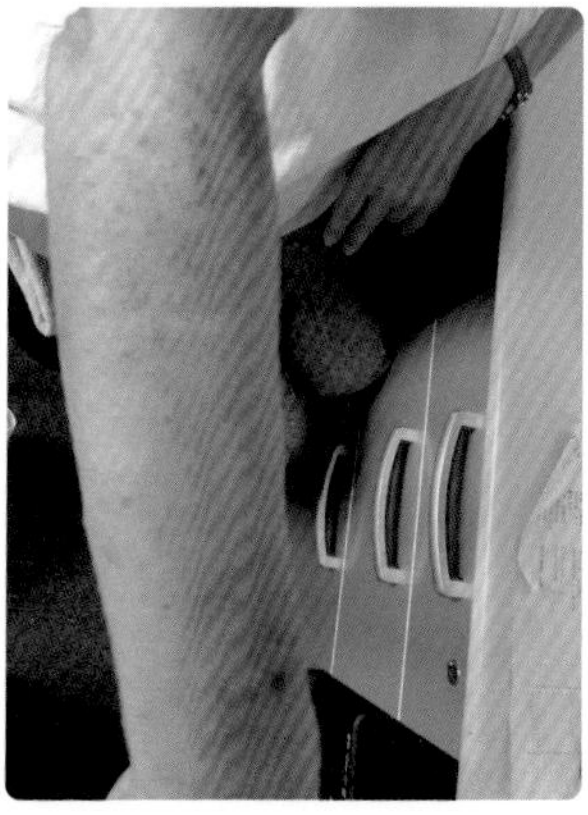

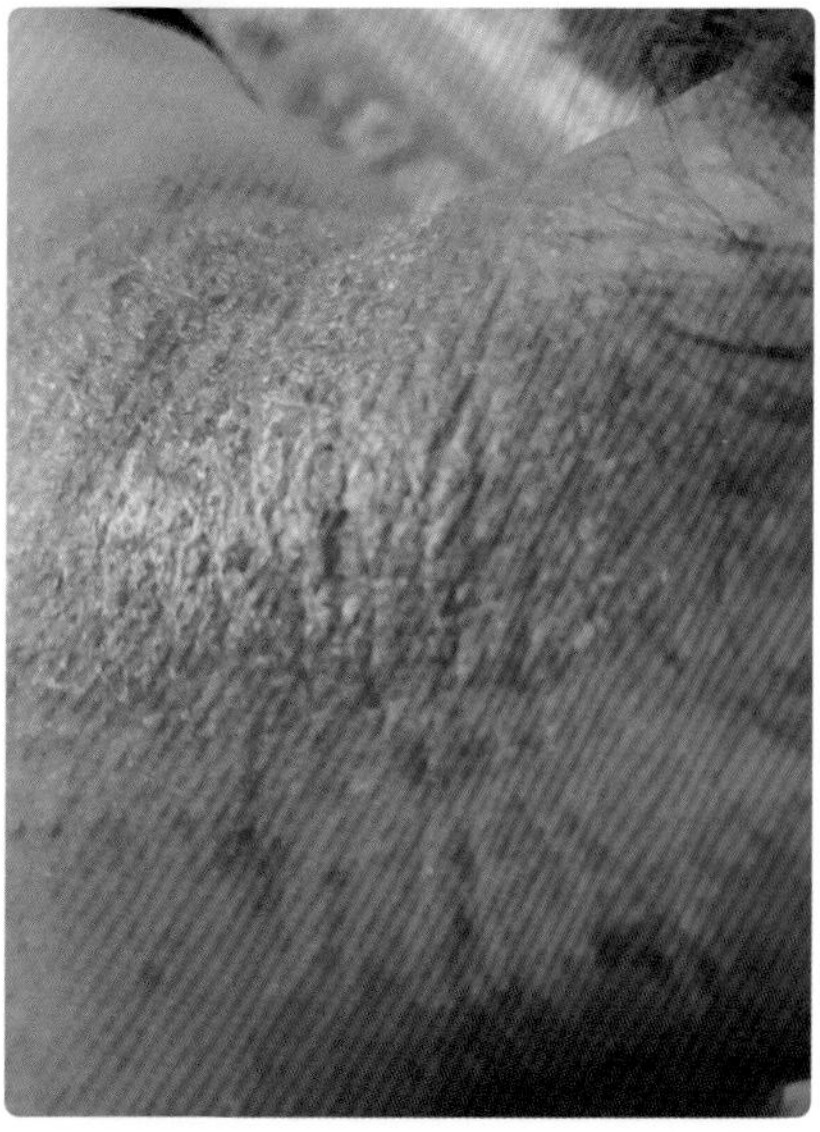

7月26日

首の後ろがひどくなる。
腕、肩、首、額など、どこを掻いても、すぐにリンパ液が出る。

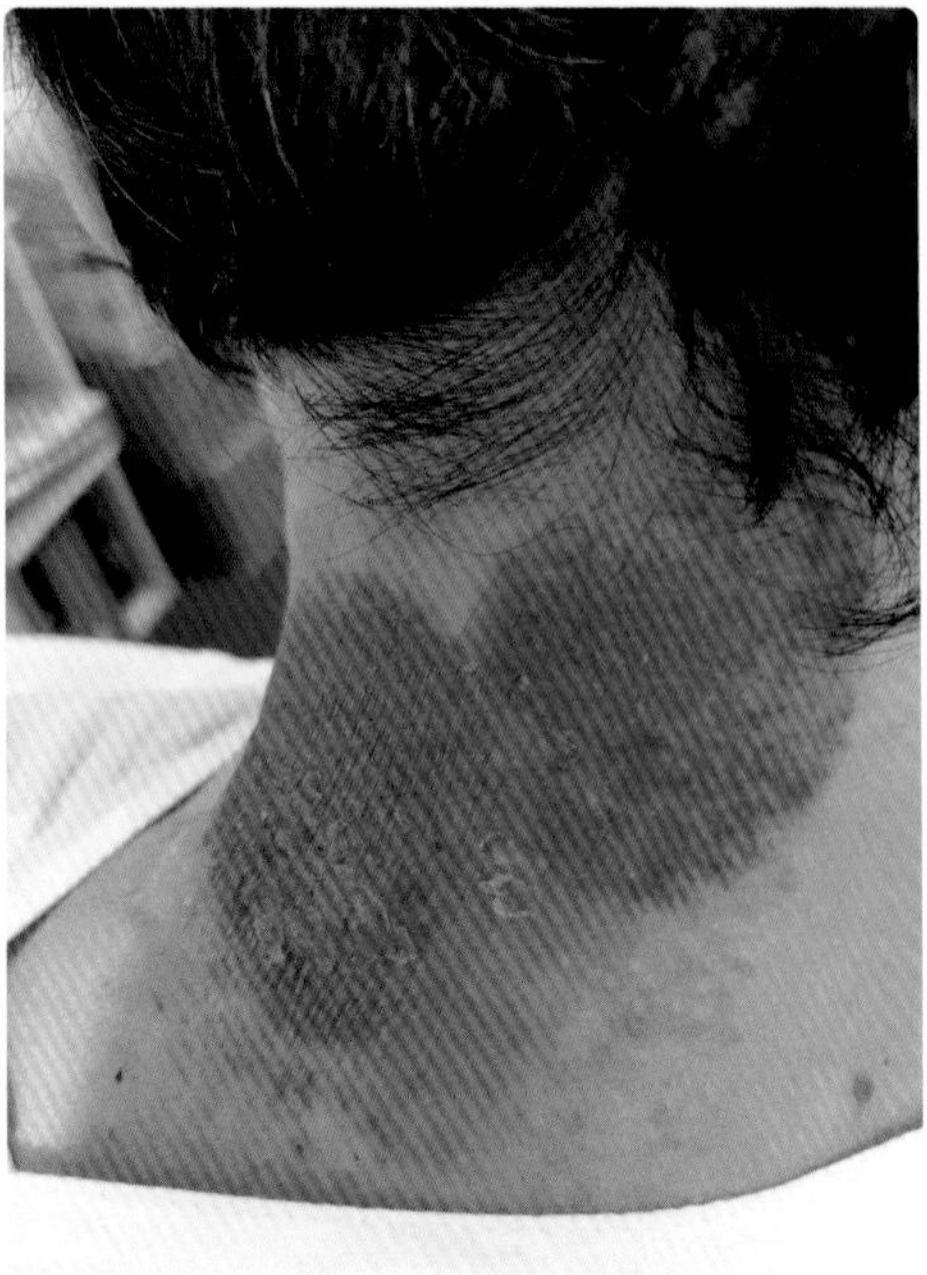

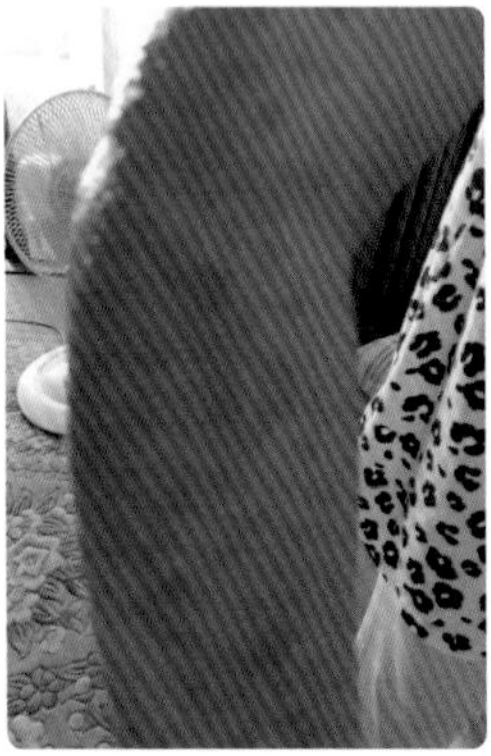

7月30日

ステロイド剤を2、3回つけたらリンパ液が腕から吹き出た。
顔じゅうに皮膚炎が広がった。

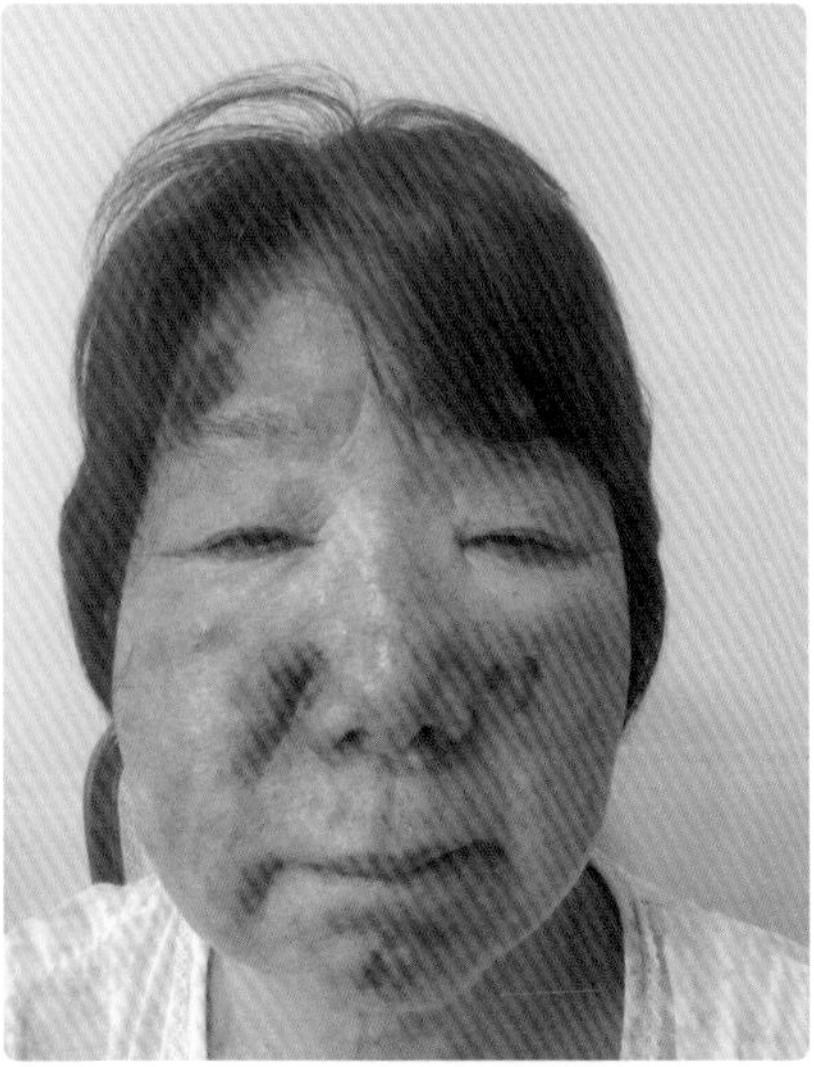

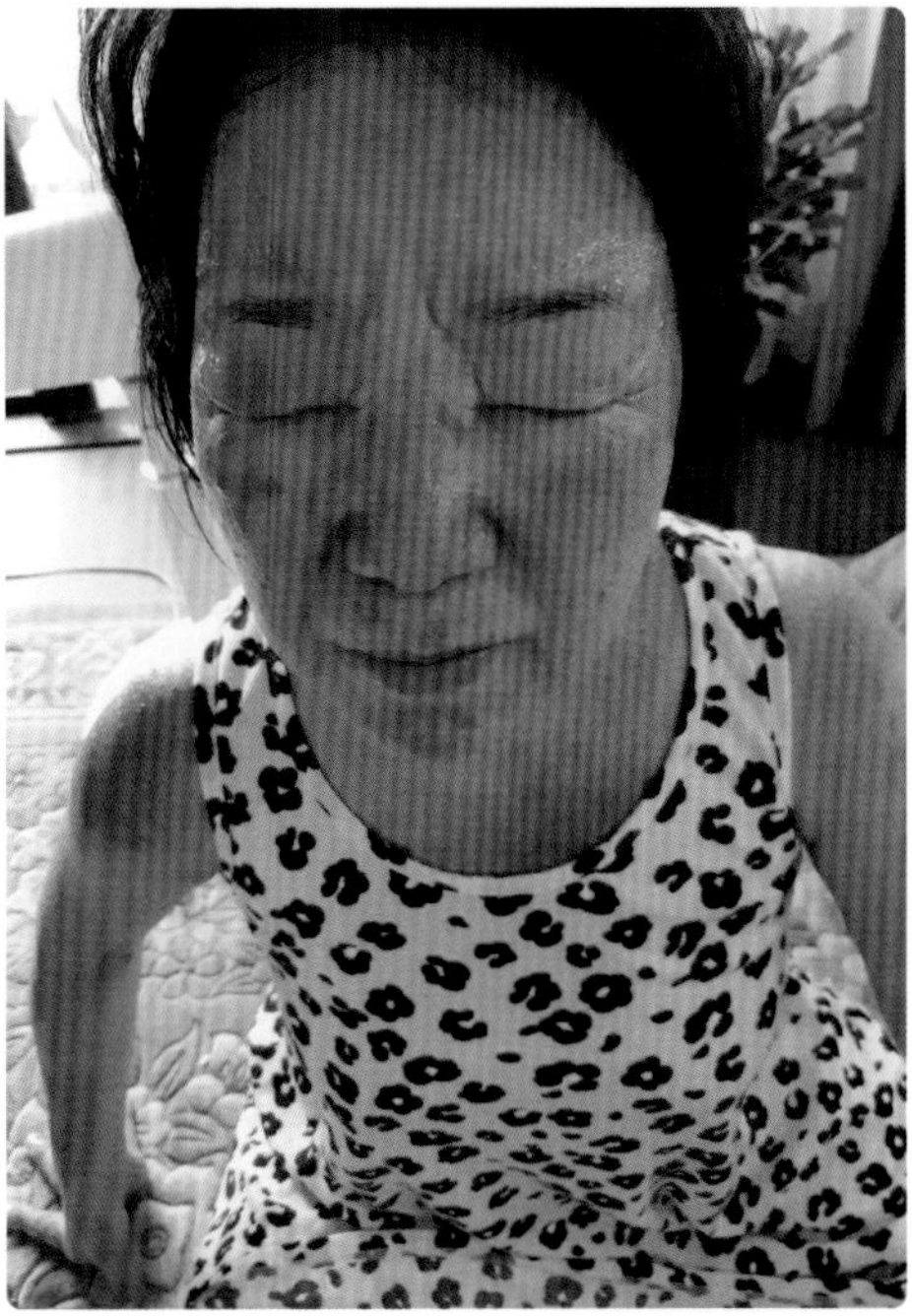

7月31日

顔は腫れ上がり、目が開かない。

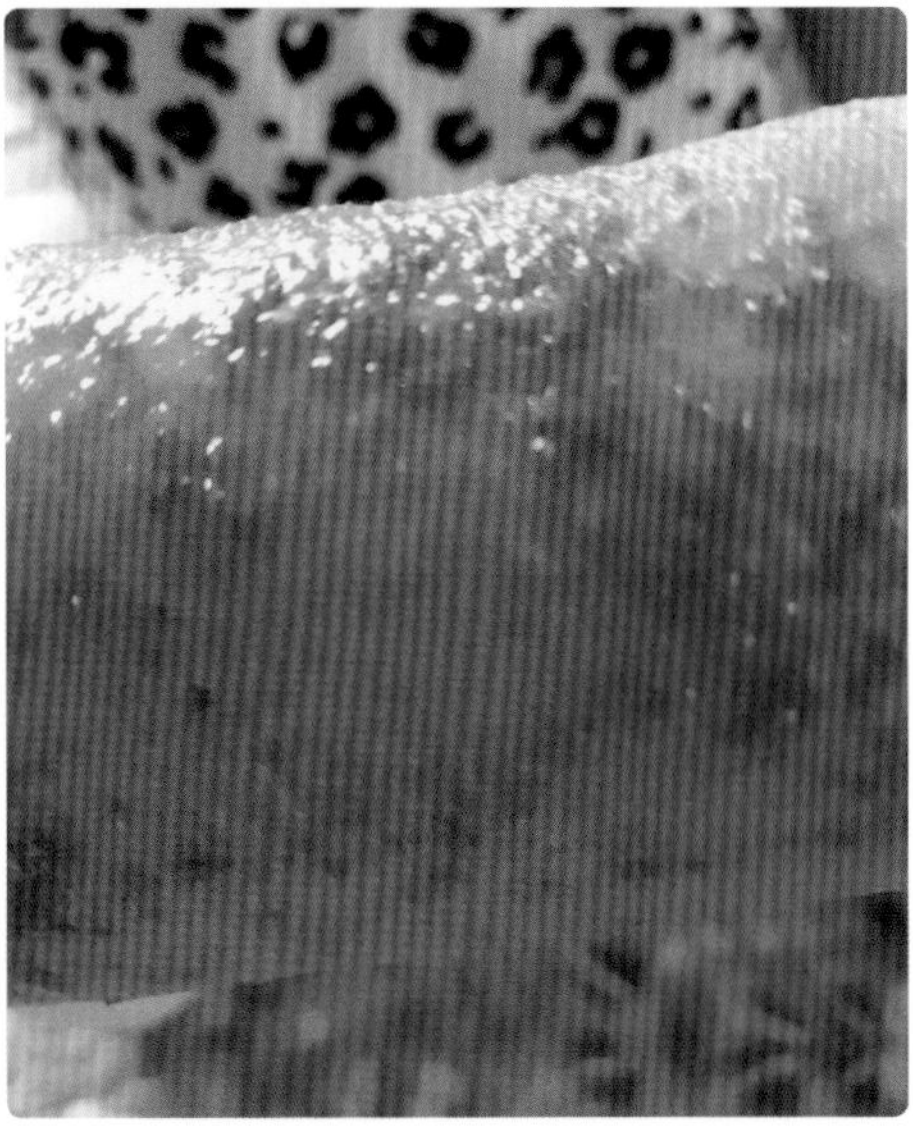

腕からもリンパ液が出る。

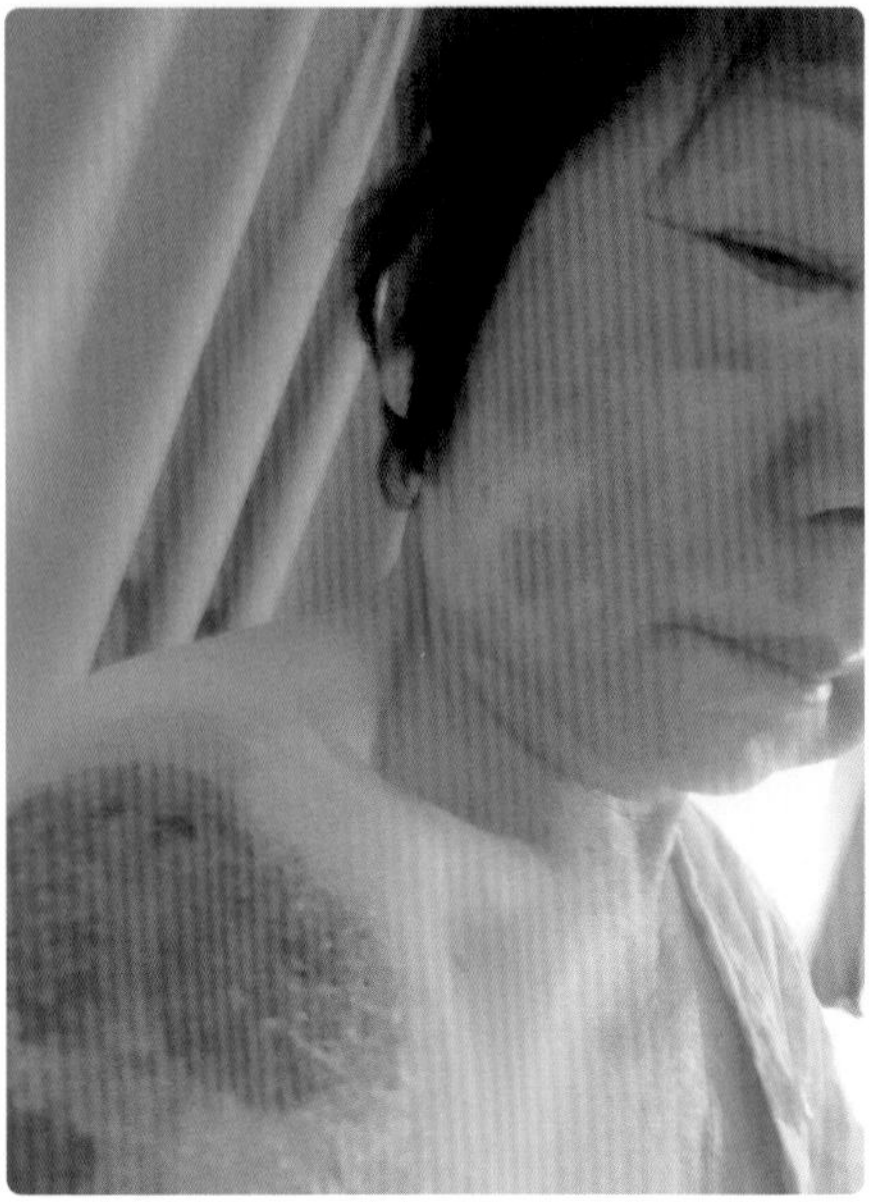

8月2日

胸、首、腕、肩から黒くてドロドロの悪血が出た。

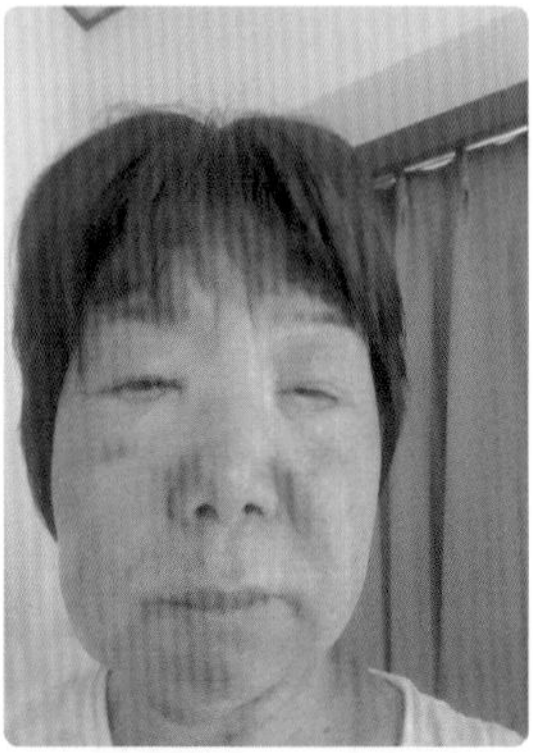

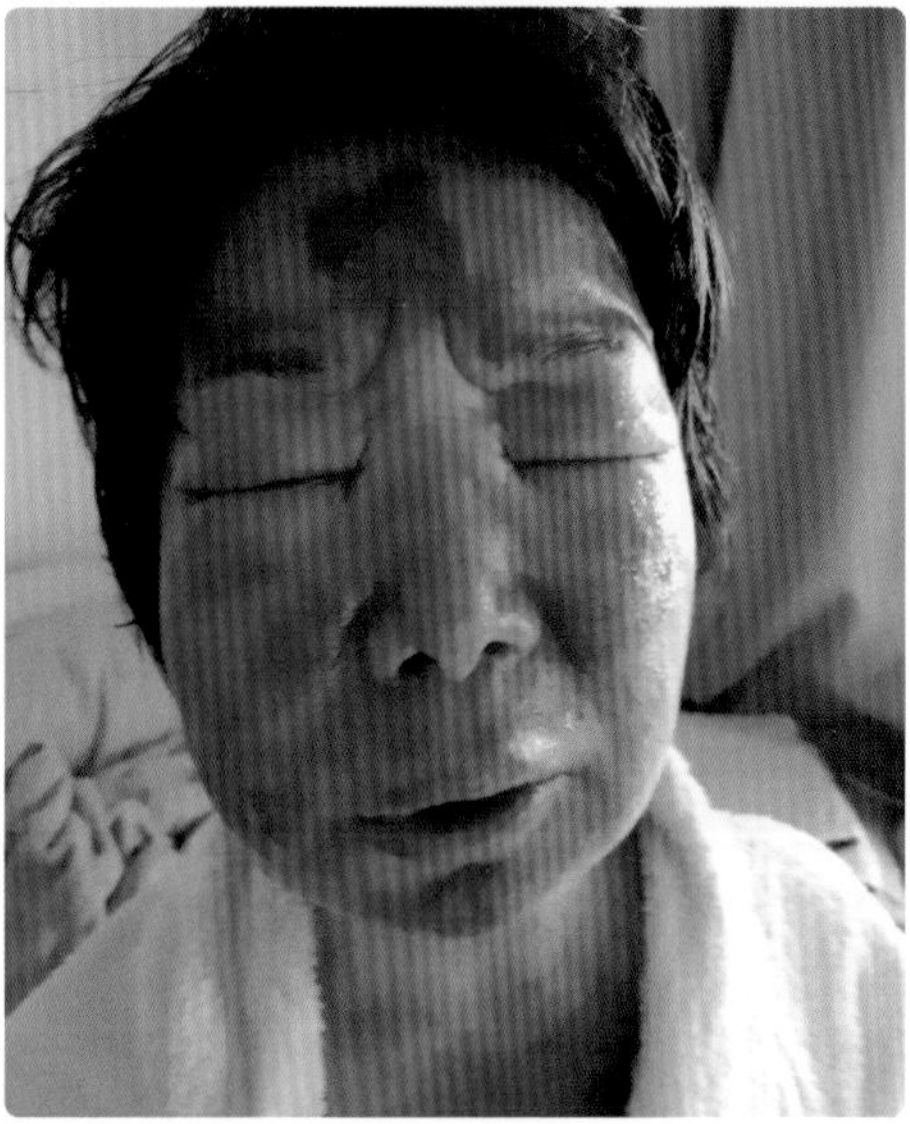

8月3日

さらにひどくなる。顔、大腫れ。

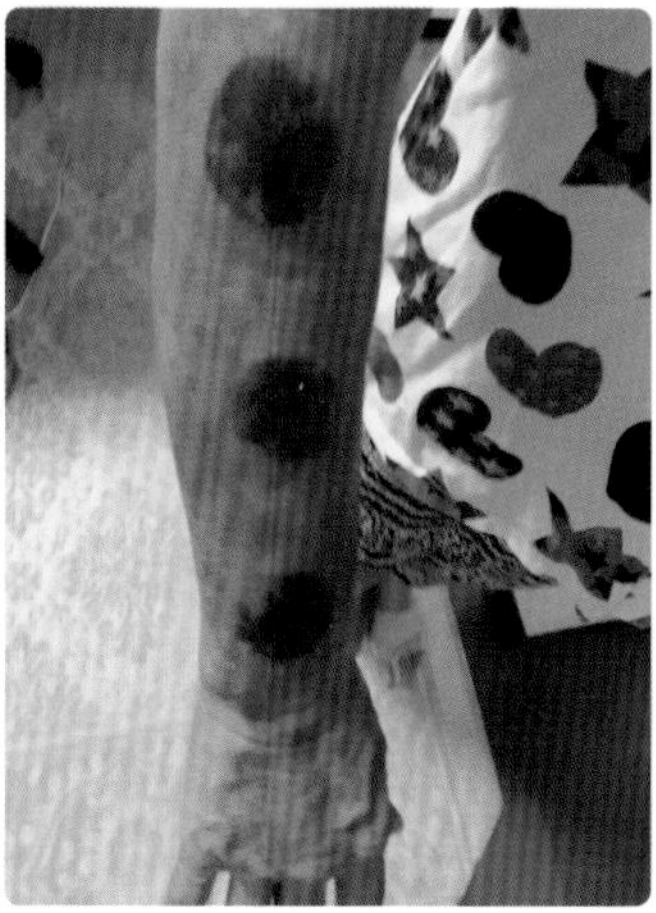

8月4日

熱い肌が少し楽になった。
顔、首のつっぱり感も楽になる。

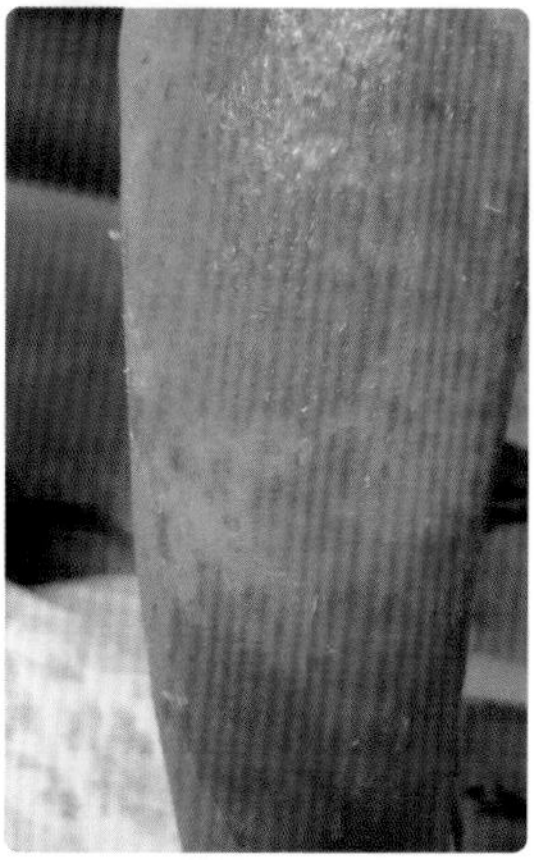

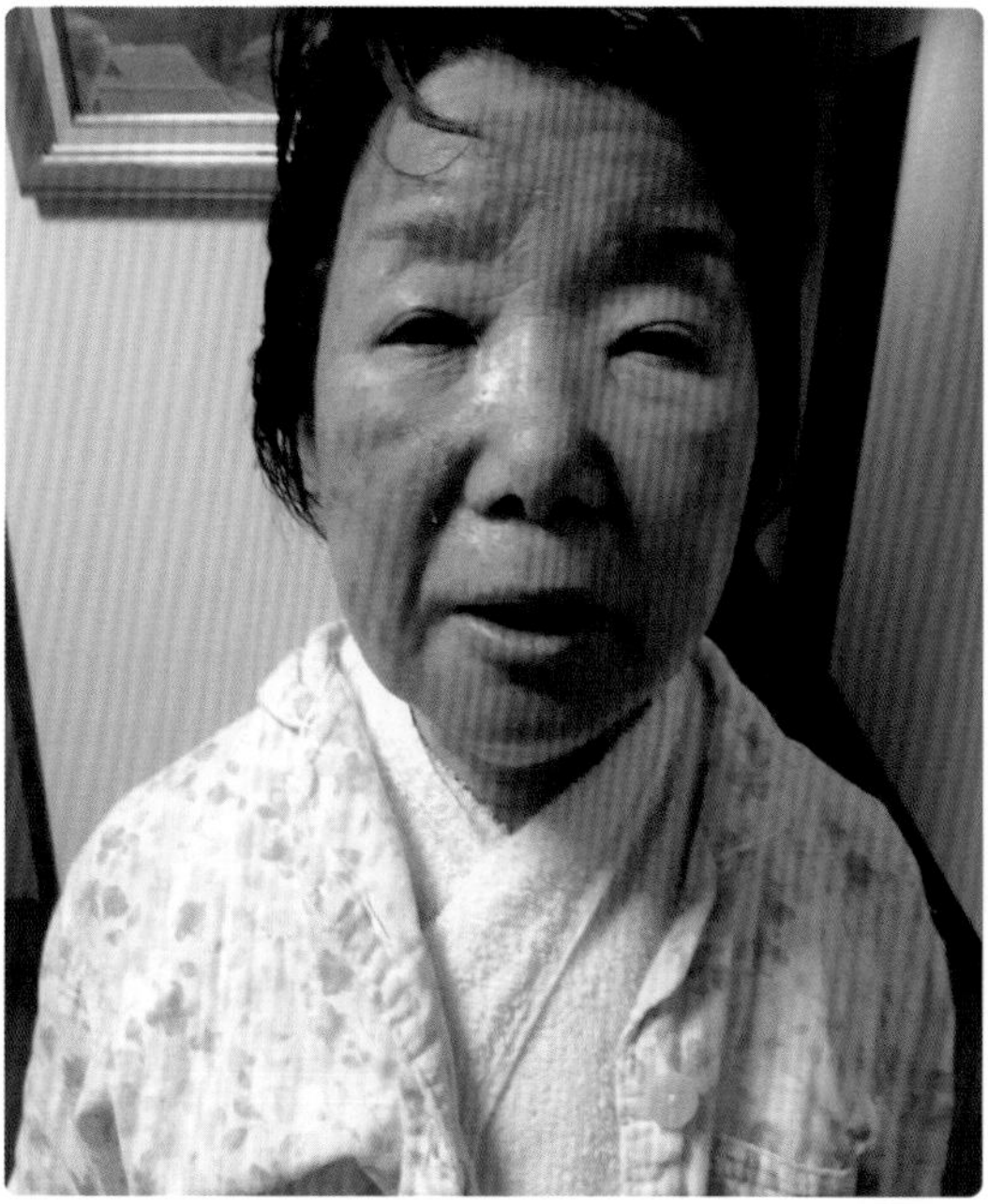

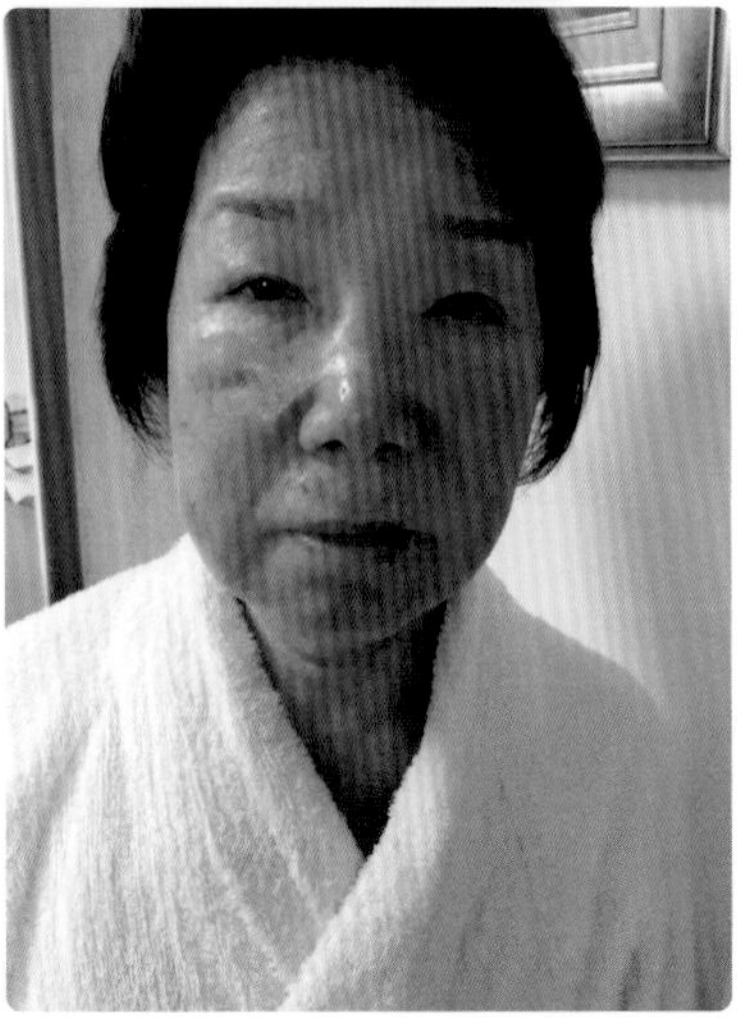

8月5日

腕のかゆみが我慢できない。

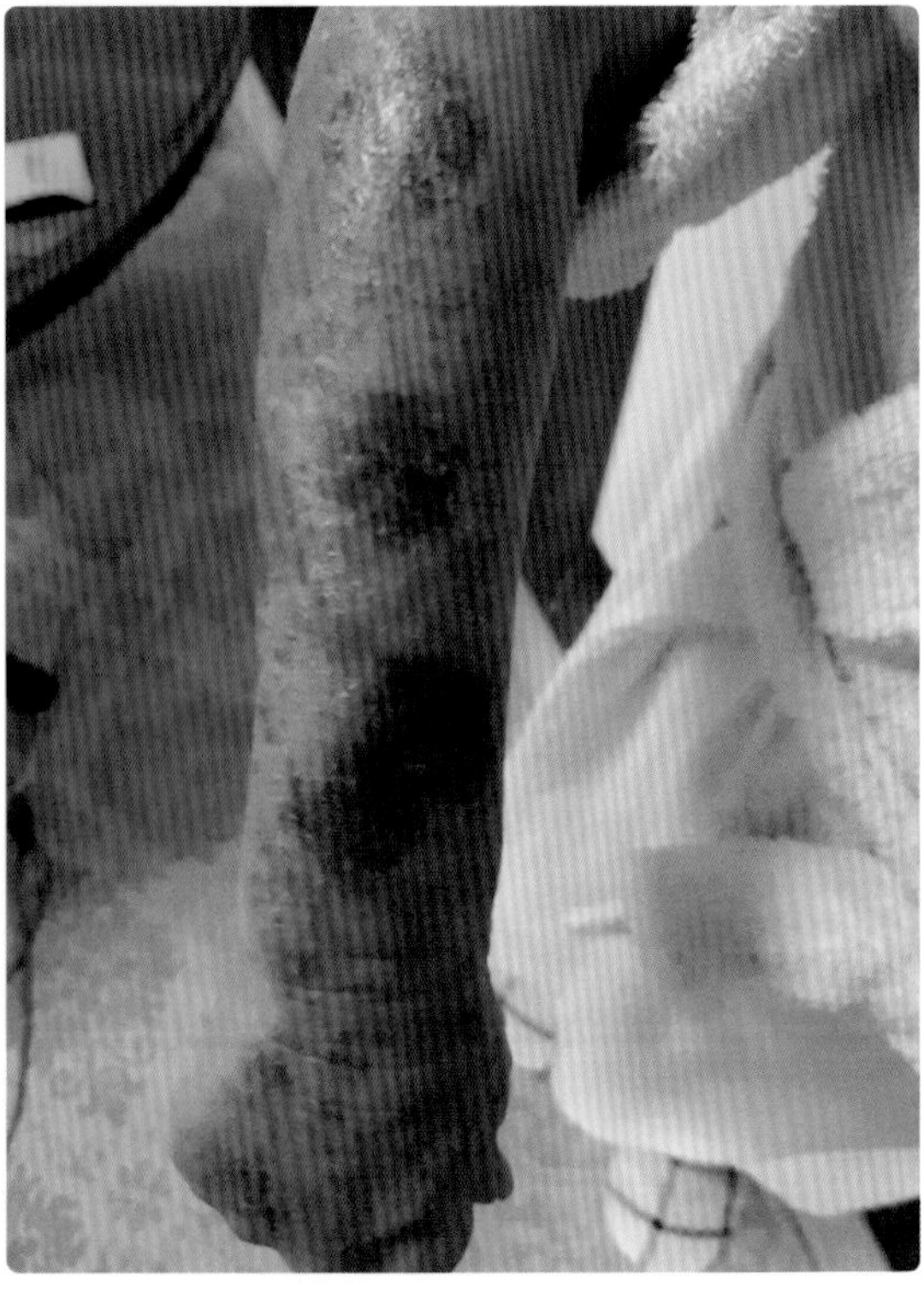

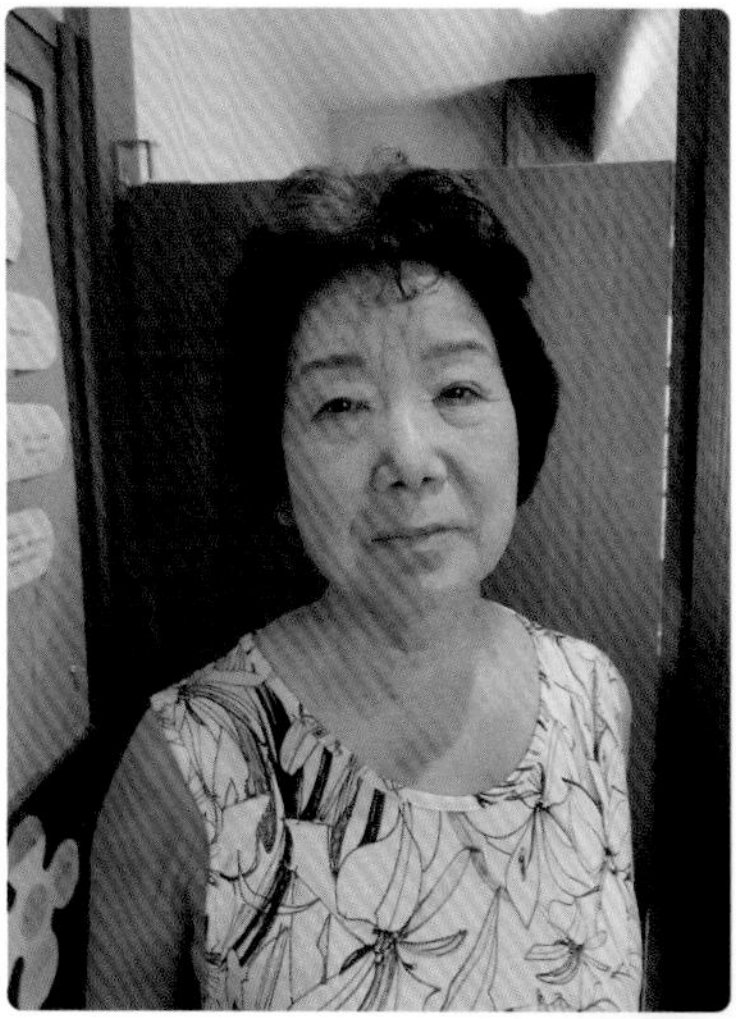

8月10日

かゆみ止めの薬を飲む。よく効く（しかし、持続しない）少しよくなってきている。

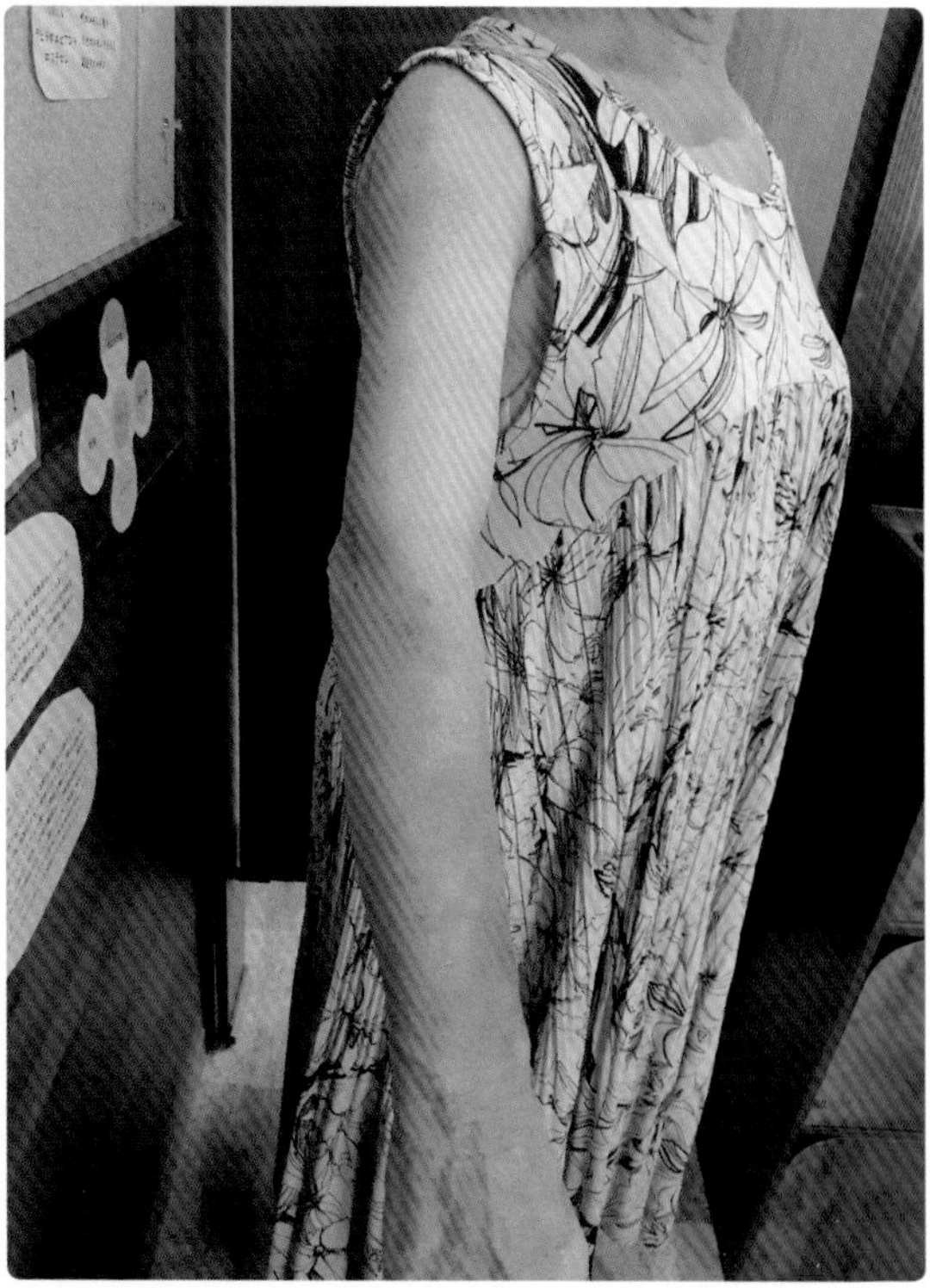

8月14日

額の赤黒さがひどいが、リンパ液は出なくなった。
目の腫れが引いた。

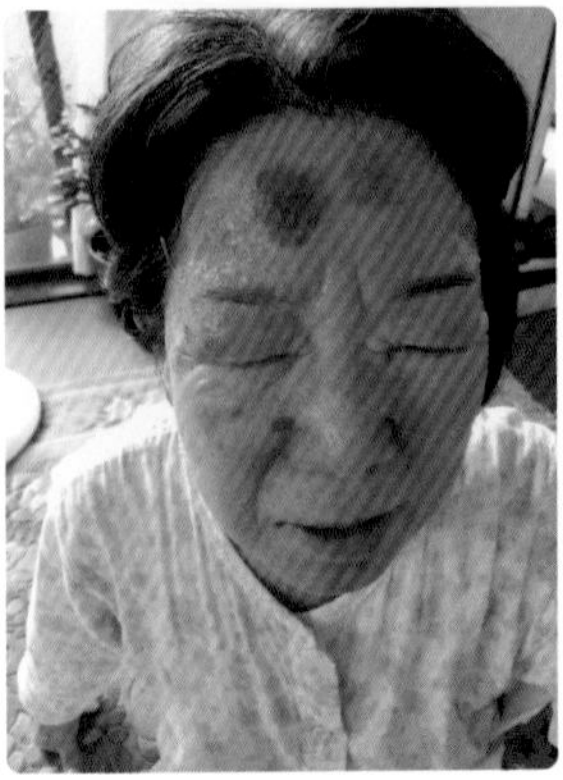

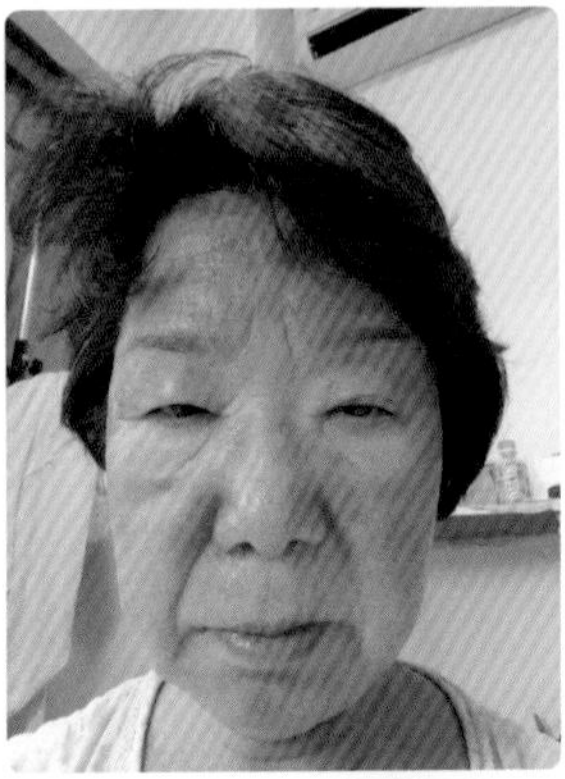

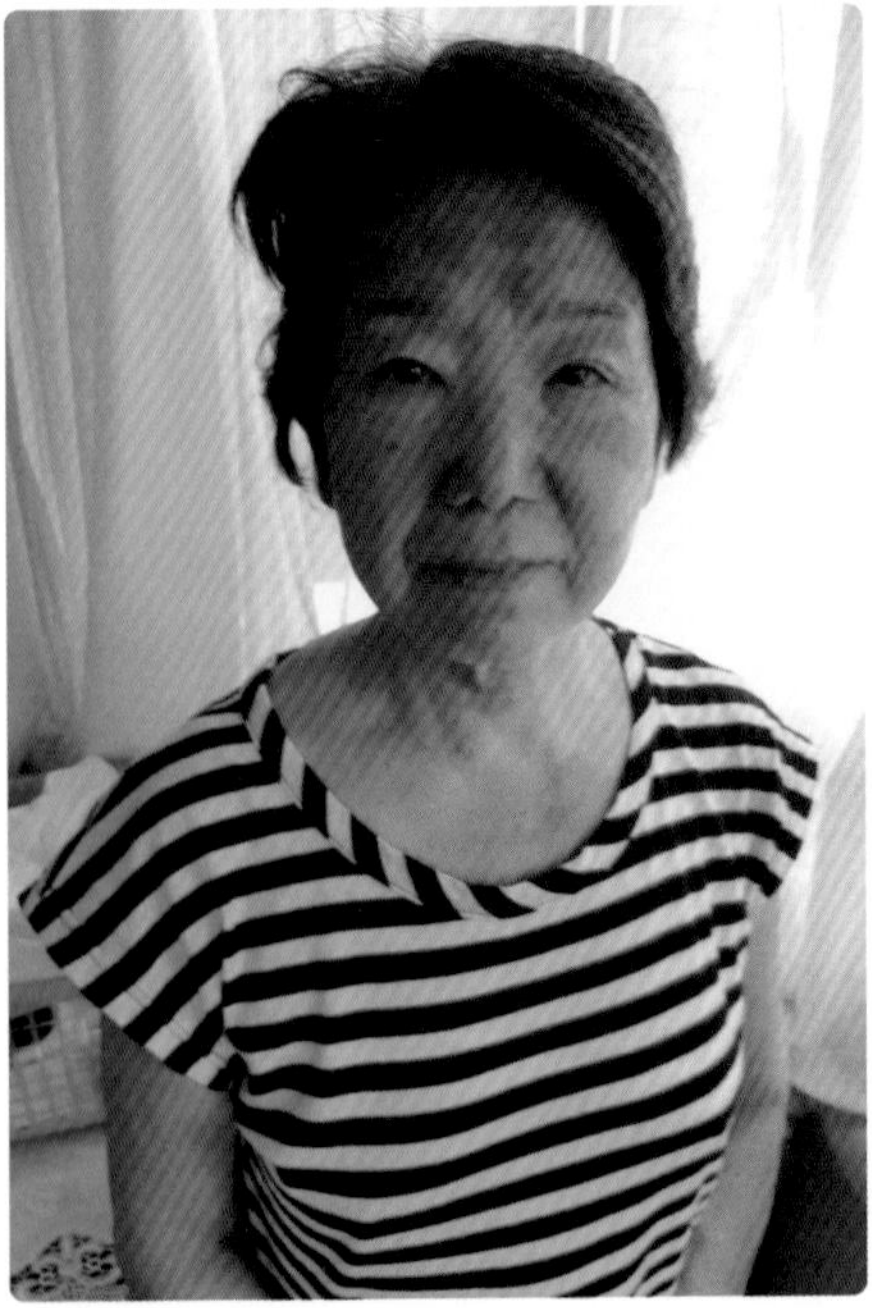

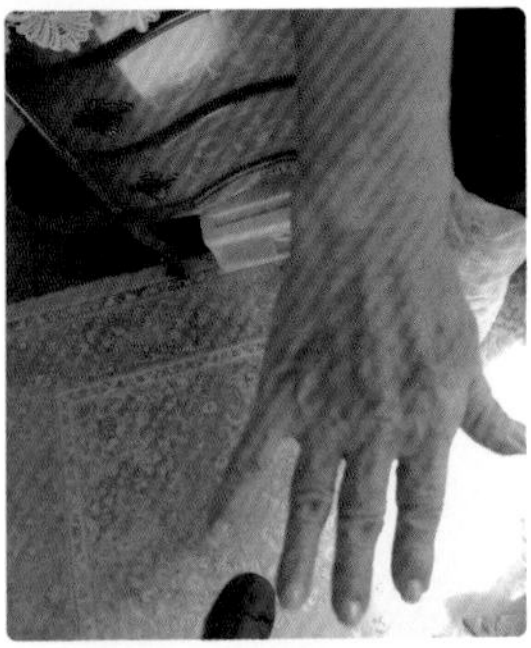

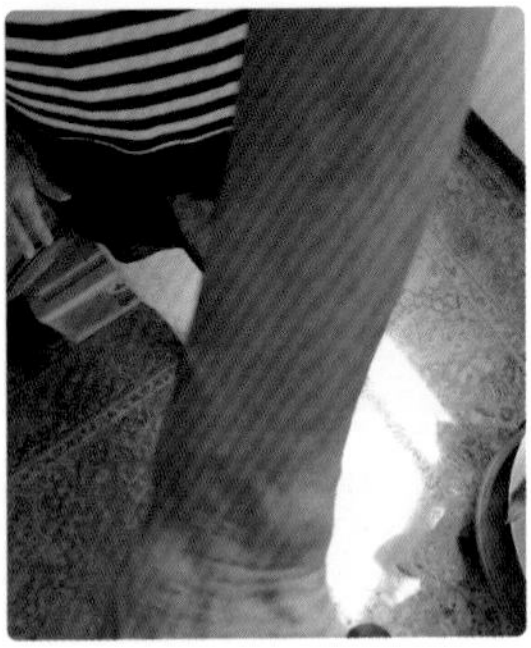

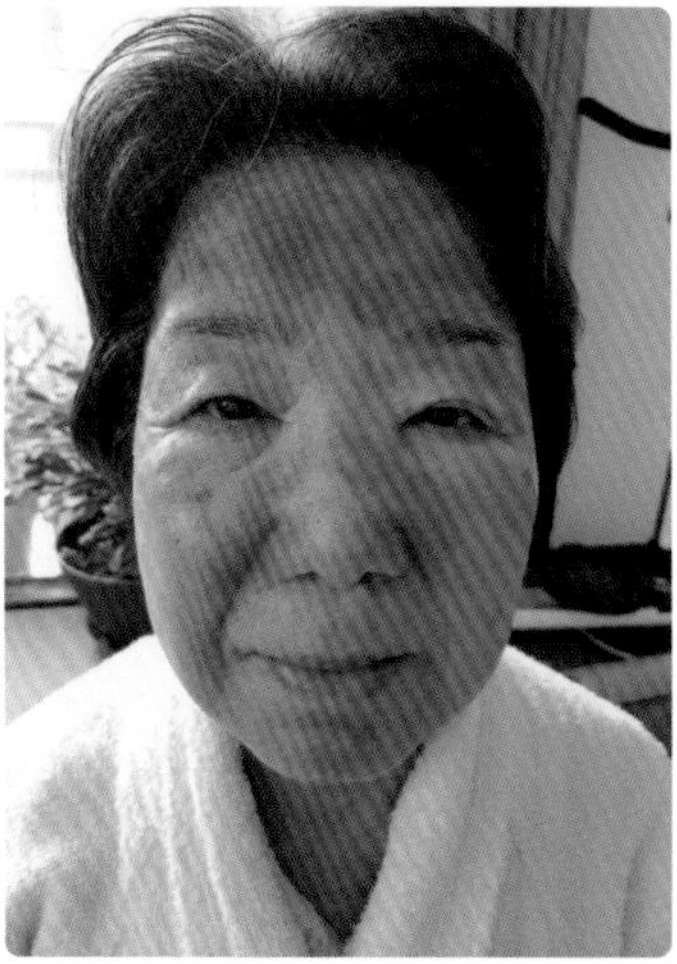

8月18日

だいぶすっきりしてきた。

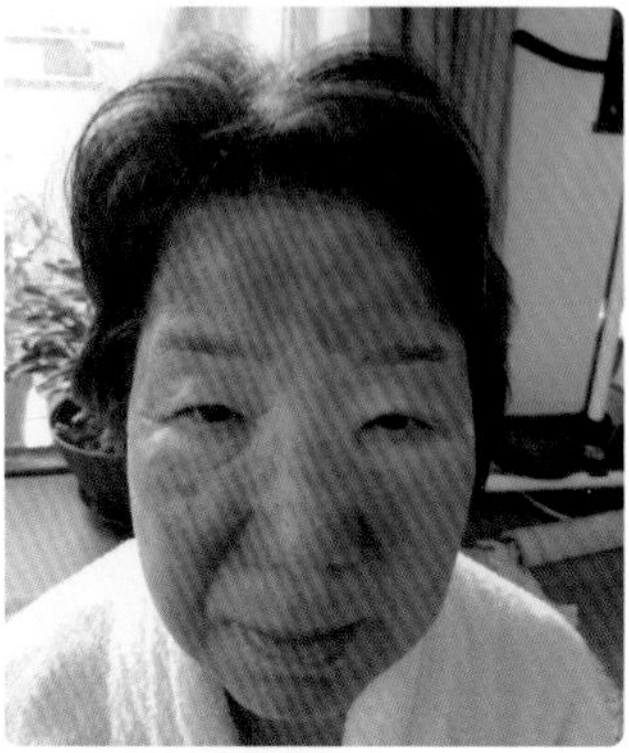

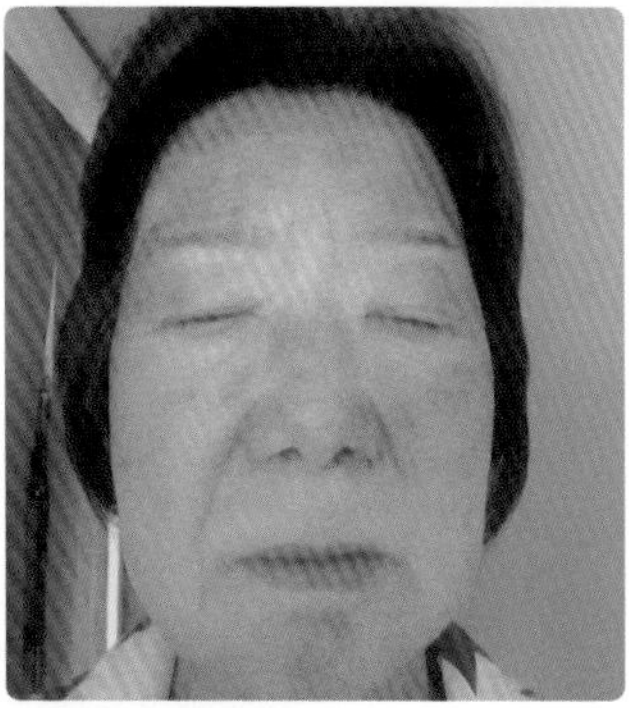

8月21日

顔の湿疹がだいぶ治る。

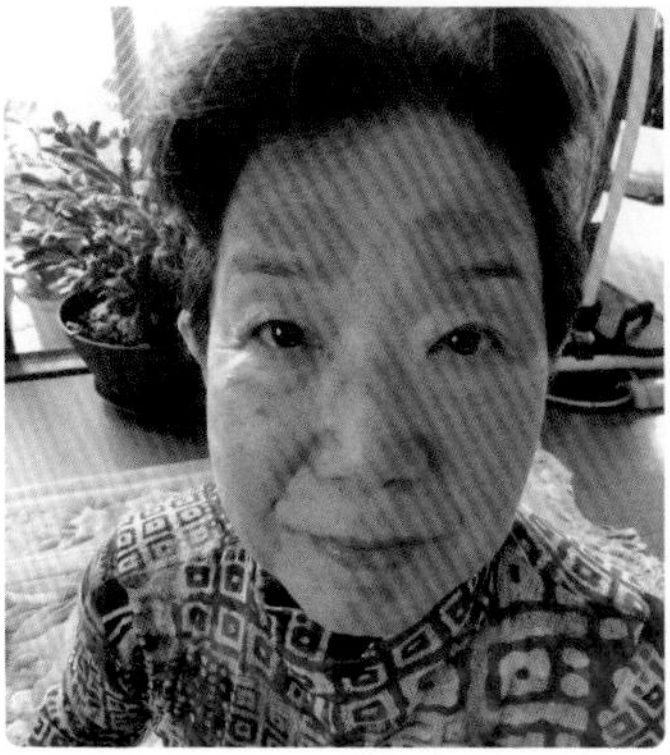

8月31日

腕は治ってきた。
朝、額は少し赤く、まだかゆみがある。

9月4日

夜、肩と胸に乳液をつけてみる。
かゆくなく、大丈夫そう。

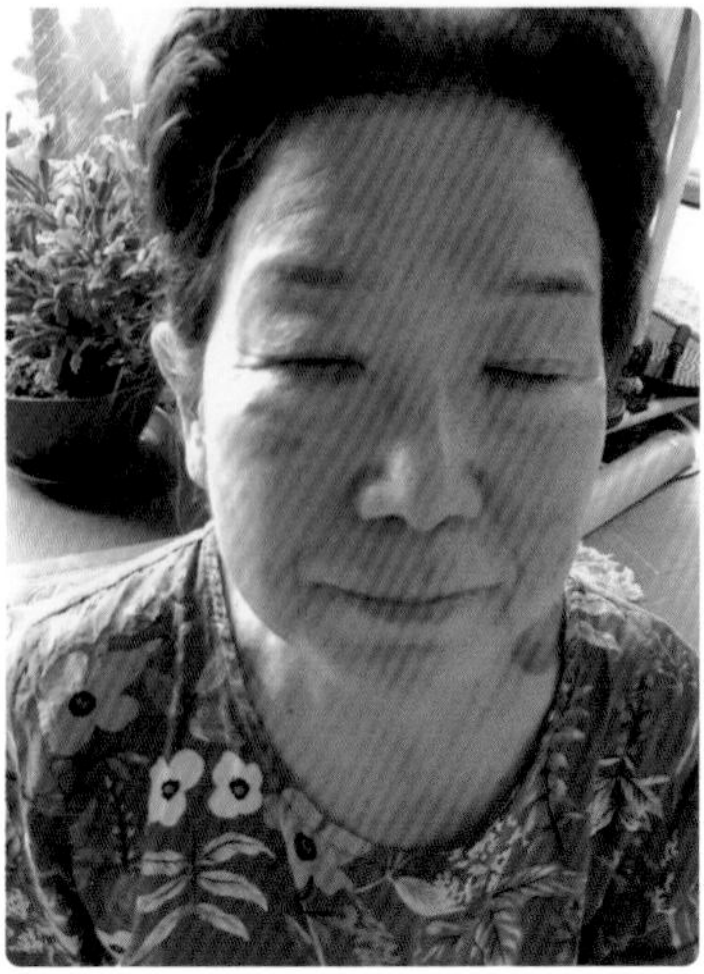

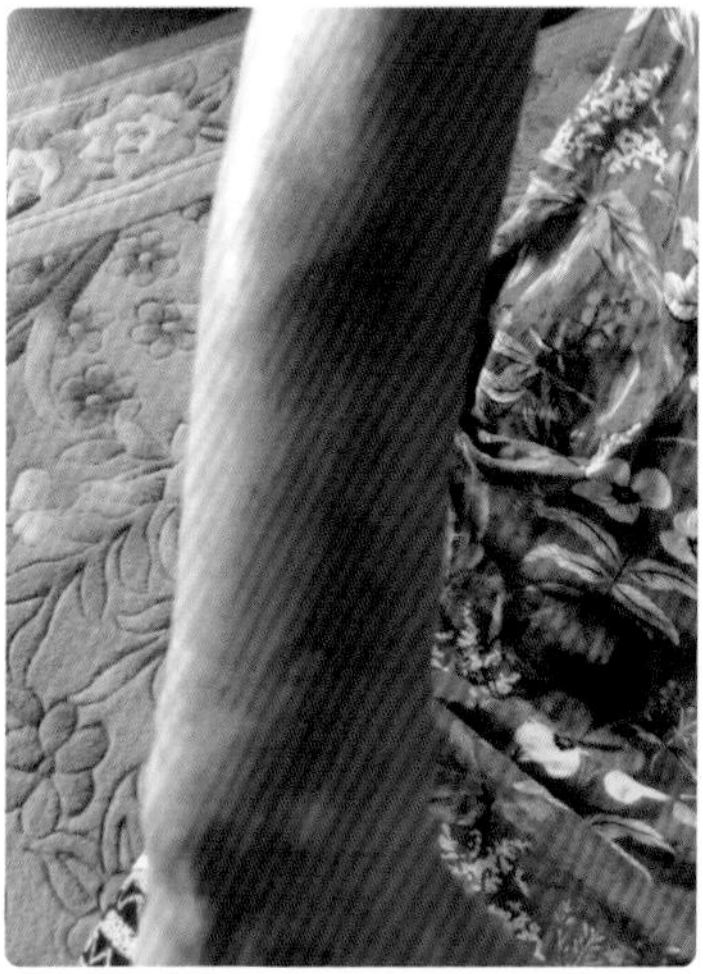

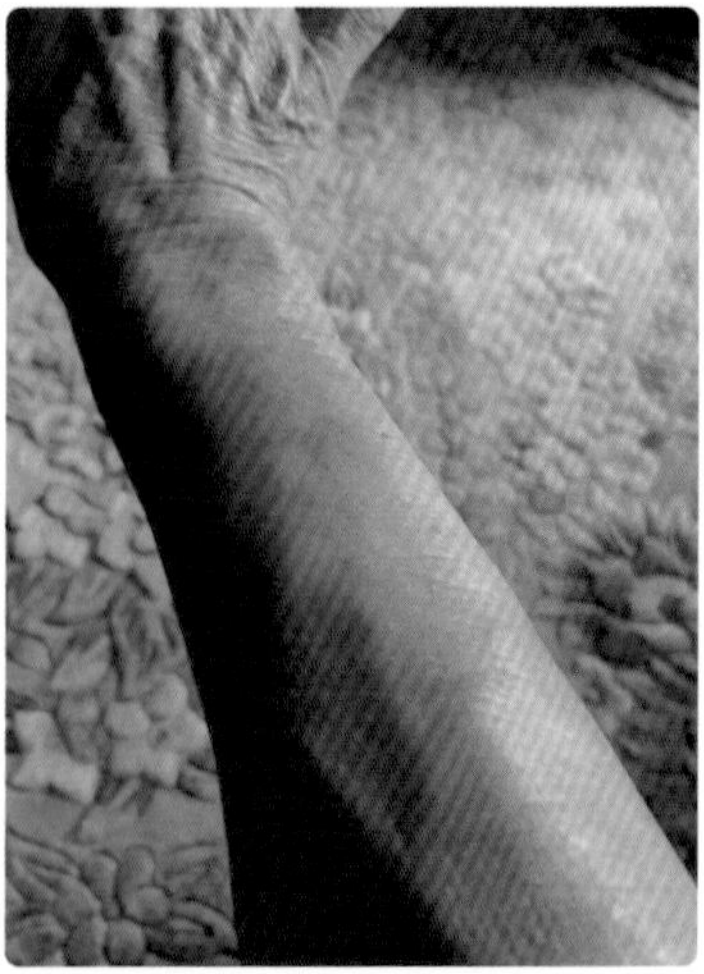

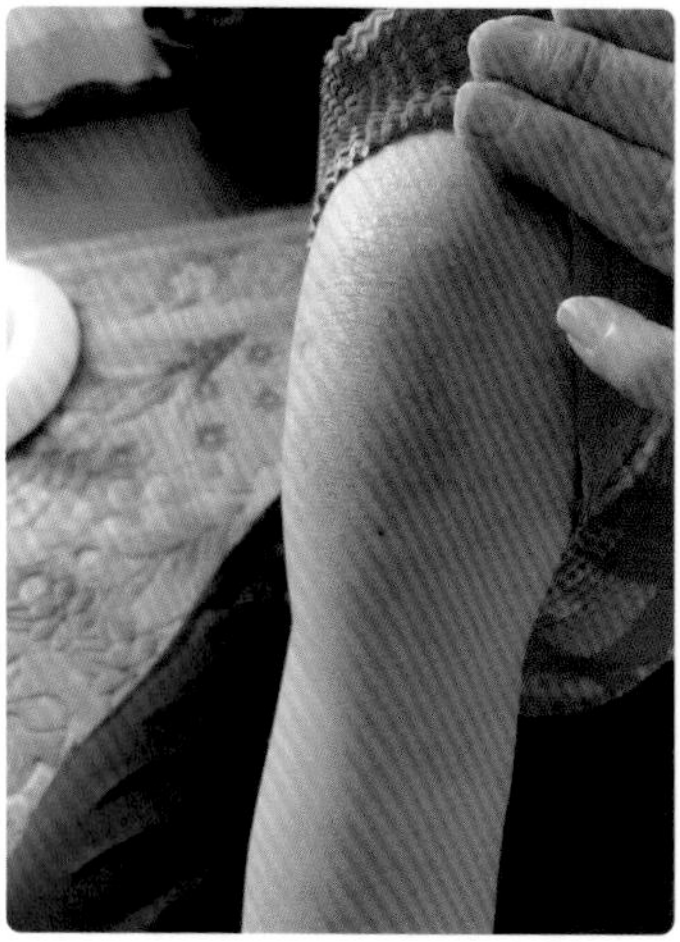

9月12日

肌の調子が明らかによくなり、安堵。

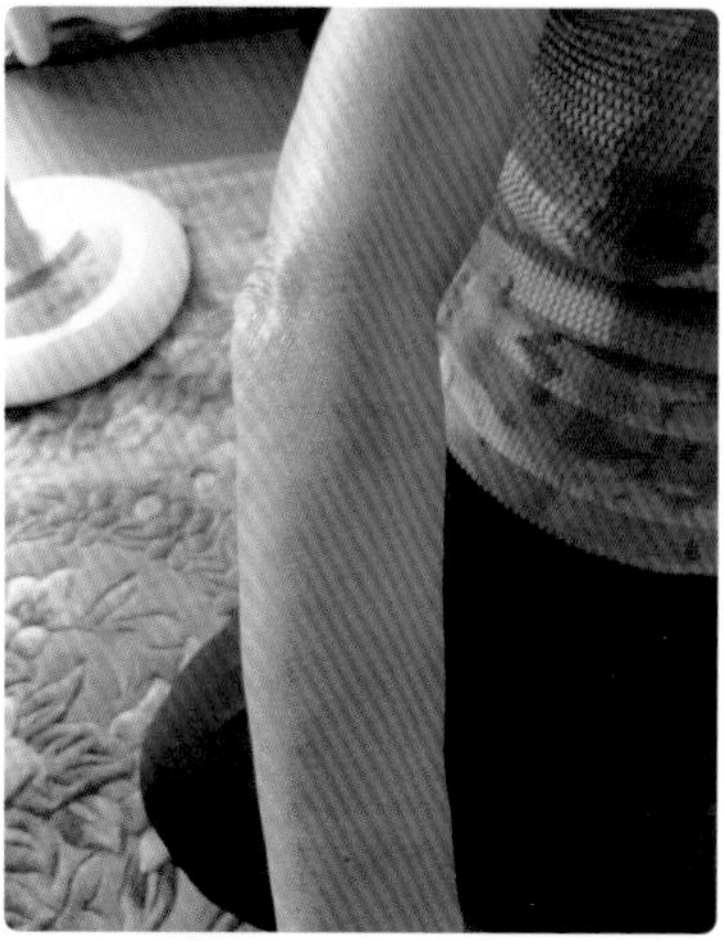

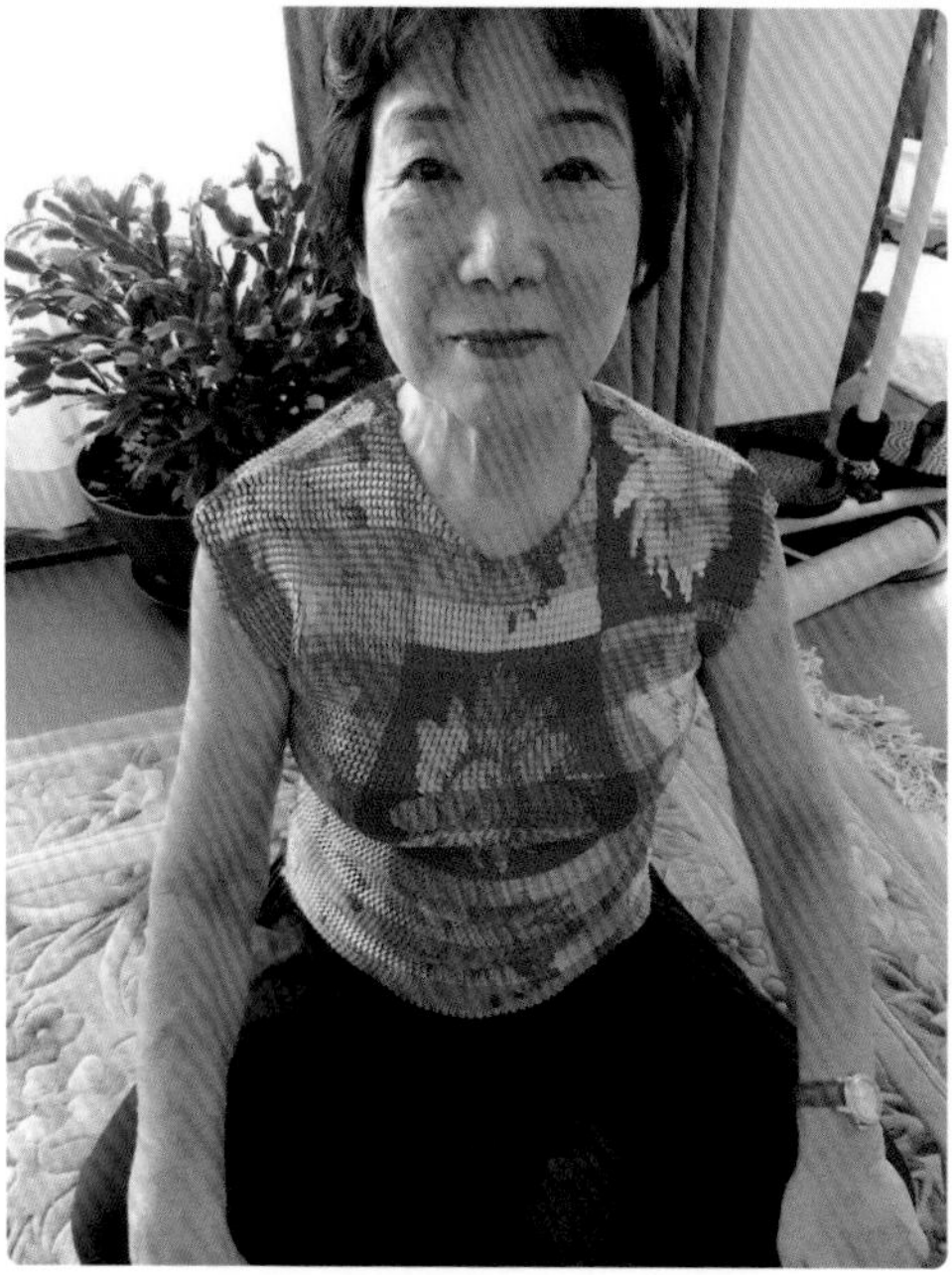

11月11日

肌もからだもとてもすっきりしてきた。

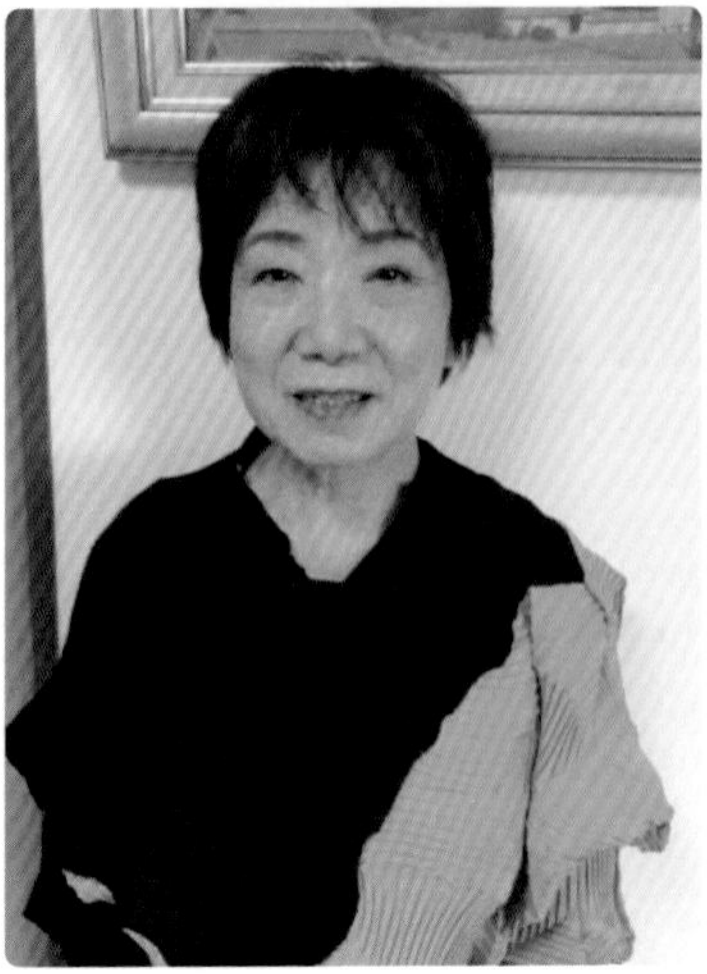

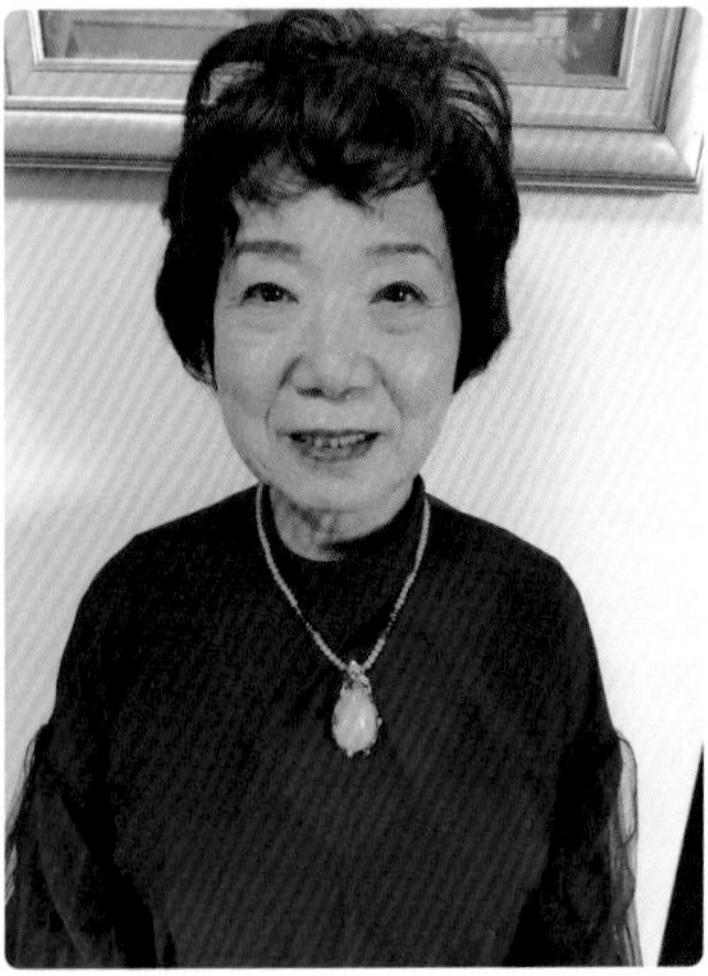

11月22日

細胞の生まれ変わりを感じる。
つらい4か月間だった。

完治！

ほぼ
もとの肌に
戻ることが
できて
います

「お肌は排泄器官。
入れるところでなく出すところ」と
CMで言っていながら入れちゃって、

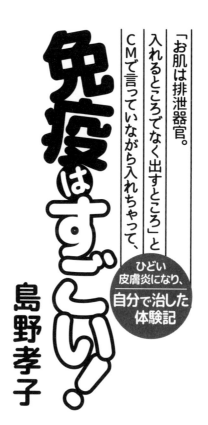

免疫はすごい!

ひどい
皮膚炎になり、
自分で治した
体験記

島野孝子

文芸社

プロローグ

今、美容医療の「金の糸」や、若返りによいと言われる再生医療の「幹細胞治療」などを、多くの人が受けています。令和4年（2022年）6月、私も難聴にもよく、若返るという幹細胞点滴をすすめられ、受けてしまいました。

ところが、まもなくからだに強いアレルギー反応が起きました。まず首から始まり、肩、腕、そして顔まで真っ赤に腫れ上がり、かゆくてひどい水疱だらけのボコボコの肌になったのです。

なんでこんなことになったのか、ショックが大きく、落ち込みました。

しかも、腕から点滴で入れたものを肌から排泄《はいせつ》して、なんとか治るまでに4か月以上もかかり、とてつもなくつらい思いを長いことしたのです。

「この歳になって、なぜこんなつらい体験をするはめになったのか。きっと意味があるのでは」

そう思った私は、肌のトラブルで悩んでいる人に少しでもお役に立てればと、この体験を公表することにしました。

今回、私は医者に頼らず、薬漬けにもならず、きれいに肌が治りました。

私を心配してくれた周りの人たちは、「どうなってしまうのか心配でした。治ってよかった。こんなにきれいに治るのですね」と、びっくりしています。

当の本人である私も、当時の写真を見直すと、

「本当にひどかった。それでもきれいに治った。肌の治癒力はすごい」

と、改めてびっくりします。

その写真を肌のトラブルに悩む方にお見せして、

「私もこんな肌だったけれど、治ったんですよ」

そう話すと大きな反響があり、

「どうやって治したのですか!?」

プロローグ

「どうすれば治りますか!?」

と、たくさんの人から尋ねられました。

その答えとして、まず私が言えるのは、このことです。


免疫はすごい！

人には治癒力がある。だから、自分で治せる。


これは本当で、私は肌の免疫力と治癒力を信じ、自分で治すことができました。

私がどのようにしてひどい皮膚炎を治してきれいな肌になれたのか、令和4年（2022年）6月～11月につづった日記に解説を加え、実際に行った方法や考え方を、くわしくお話ししたいと思います。

2024年3月3日

島野　孝子

免疫はすごい！
「お肌は排泄器官。入れるところでなく出すところ」と
CMで言っていながら入れちゃって、ひどい皮膚炎になり、
自分で治した体験記

DAY 1

初日はルンルン気分

6月23日（木）　曇り

知人から難聴によいと言われる施術をすすめられ、それを受けに栃木のクリニックに出向きました。まずは、難聴によいとされる強い電流を手から流す療法でした。

これで難聴が治った方がいるとのことですが、私は強い電流のために、親指が腫れてしまい、耳はよくなりませんでした。そのときに医者がこう言ったのです。

「社長さんでしょ。お金があるでしょ。幹細胞点滴を受けると若くなるし、耳にもよいよ。値段も東京の半分だよ。時間は30分くらいです」

「ああそうですか、せっかく遠くから来たのだから、やっていきます」

こんな短いトークでパッチテストもカウンセリングもしないまま、受けてしまったのです。馬鹿な私は帰路に就くまで、若くなった気分でルンルンでした。

■よいと言われても合う、合わないの個人差がある

私の受けた療法とは、直径15センチくらいの球体が電極となっていて、それに触って直通電流を通すという方法でした。手からからだへ電流が通り、耳の聞こえがよくなるというものらしいです。でも私の場合、耳の聞こえ方は改善されませんでした。しかも、電流を触った親指の腹が腫れてしまい、今もシワシワ感が治っていません。

その後にすすめられた幹細胞点滴は、美容や若返りに効くと話題になっている、再生医療の一種です。人の体内にある幹細胞や、幹細胞を培養する際に分泌されるサイトカインというタンパク質には、体の組織や細胞を再生・修復する働きがあるそうです。これを利用した幹細胞点滴治療には、幹細胞自体が含まれる「幹細胞治療」と、幹細胞は含まない「幹細胞培養上清液点滴」の2種類があります。私が受けた点滴は、

幹細胞の点滴かと思います。

こうした治療を受ける際には、問診と診察のほか、血液検査や成分のパッチテスト（肌に塗りアレルギー反応の有無を見る）をする場合があるようです。でも医師は私とかんたんに話しただけで、すぐ施術に入りました。

しかし、薬でも美容法でも、効く、効かない以前に、体質的に合う、合わないがあるものです。とくにアレルギーをもっている人は、取り入れる前にカウンセリングやパッチテストを受けて、合わないとわかったものは除外したほうが安全です。

人間とはなんと愚かな生き物なのか、病院が大嫌いでふだんは行かない私なのに、悩んでいた難聴がよくなると聞けば、あまり疑わずわざわざ遠くのクリニックまで行ってしまったのです。

■からだに入れるものには注意する

私はそそっかしい性格です。思えば、父の最後の言葉も、「おまえはそそっかしいやつだな」というものでした。

今回のことも、いまひとつ熟慮と注意が足らなかったと反省しています。

私も施術前に、難聴によい電流とはどんな電流なのか、この幹細胞点滴というものにはどういう成分が入っているのか、メリットだけでなく副作用はあるのかなど、くわしく聞いてみるべきでした。

医者のような専門家の言うことに素人が疑問をもったり、疑ったりするのは難しいことですが、それでも自分のからだを守ってあげられるのは自分だけです。

今回の電流や点滴に限らず、食べ物・飲み物や、医薬品、サプリメント、肌につける化粧品を含めて、

「からだに変なものは入れない」

「入れるものには注意する」

これは本当に大事です。事前に説明をよく聞き、わからないことは質問して、少しでも疑問があるうちは安易に入れないほうがいいと実感しました。

DAY 18

かゆいブツブツが出現

7月10日（日）　曇りのち晴れ

なんだか、足、腕にポツポツとかゆいぶつぶつが出た。
暑いので、レトロウイルスが出たのだと思っていた。

■からだが弱ったサイン

6月に施術を受けて、しばらくの間は快調でした。当時の様子を周りの人に聞いても、「なんか、いい感じよ」そう私が言っていたのを、覚えているそうです。

ところが、その後にだんだん様子がおかしくなってきたのです。

DAY 18　かゆいブツブツが出現

最初の異変は、あの施術後2週間を過ぎた頃に、足、腕にポツポツとかゆいぶつぶつが出たことです。この時点では、ブツブツも小さく、ただかゆいだけだったので、あまり気にしていませんでした。

当時、気温30℃超えの蒸し暑い日がつづいていたので、

「この暑さでからだの免疫力が落ちて、またいつものかゆい発疹《ほっしん》が出たのだな」

と、気楽に考えていました。

人によっていろいろ違うと思いますが、

「からだが弱ったときに出るサイン」

が、なにかあるのではないでしょうか。

私の場合は、今回のような発疹がまさにそのサインなのです。毎年暑い季節になると、二の腕や膝の内側など、皮膚の柔らかいところがかゆくなったり、赤いブツブツが出たりします。それが私のからだが調子を崩すときの1つのサインなので、気づいたら休息をとり、整体に行くなどメンテナンスをするよう心がけていたのです。

私のいつもの発疹は、免疫の先生に聞いた話から考えて、レトロウイルス（母体から受けた小さなウイルスで、免疫が低下すると肌のやわらかいところにポツポツが出る）が原因ではないかと思っています。帯状疱疹《たいじょうほうしん》ではないけれど、体が弱ったときに、体内にあったウイルスが暴れだして赤いブツブツが出ることがあるそうです。

だから今回かゆくなったのも、いつものそれかなと思いました。

「きっと、そのうち治るわ」

そう思いながら、普段と変わらない毎日を過ごしていたのです。

でも、後になってよく考えると、このときの一見ありふれた湿疹が、２週間後の大異変の前兆だったのかもしれません。

DAY 32

ひどいアレルギー反応が起こる

7月24日（日）　曇りのち晴れ

首の後ろにアレルギー反応が起こり、かゆい。
また忘れてネックレスをして、金属アレルギーが出たのだと思っていた。

■金属アレルギーかと思った

朝、なんの前触れもなく、私の首の後ろにアレルギー反応が出ました。

しかも、それがけっこうひどく、襟足から首の後ろ全体が、なにかにかぶれたように真っ赤に腫れ上がり、かゆくてたまりませんでした。

「なんだこれは」

びっくりして、思わず写真を撮りました。

その写真を今見ても、「ずいぶんひどかったのね」そう、改めて感じます。

その原因は？　と考えると、

「ネックレスをしてしまったから、また金属アレルギーが出たのかな」

としか、当時は思えませんでした。

それまでも時々、アクセサリーをつけると首の同じところがかゆくなることがあったのです。でも、こんなにひどいのは初めてです。

■よくある「かぶれ」との違い

よくある「かぶれ」は、接触性皮膚炎という、皮膚になにかの刺激物質が接触することによって引き起こされる湿疹性の炎症反応です。その主な原因は、植物、金属、塗り薬、化粧品などの刺激です。

かぶれの症状は、赤み、かゆみ、ヒリヒリ感、ブツブツなどです。引《ひ》っ掻《か》いてしまって二次感染を起こすと、ジュクジュクした水ぶくれや、ただれ（水ぶくれが破れ、表皮がはがれて真皮が露出する状態）が生じます。

似たような皮膚のかゆい症状に、蕁麻疹《じんましん》があります。蕁麻疹なら、とつぜん皮膚が赤く盛り上がってとてもかゆくなってから20〜30分ないし2、3時間で、跡形もなく消えます。

でも、私の場合は時間が経っても消えなかったので、蕁麻疹ではなかったです。ネックレスを外しても治らないので、よくある金属アレルギーでもなさそうでした。しかも、どんどんひどくなっていったのです。

DAY 34

かゆくて我慢できなくなる

7月26日（火）　雨のち曇り

首の後ろがひどくなる。

それから、腕、肩、首、額などがかゆくなり、どこを少し掻いても、すぐにリンパ液が出るほどひどくなってしまった。

あまりにかゆくて我慢できず、首、腕を吸い玉吸引した。

■額までかゆくなった

突然起きた謎《なぞ》のかゆみと炎症はどんどん広がり、腕、肩、首、額などがかゆくて堪らなくなりました。しかも、真っ赤な腫れとブツブツが首から上にも出てしまい、隠せないので困りました。

とくに、おでこ（額）がひどい状態でした。それが我慢できないほどかゆくて、爪でボリボリ掻いてしまいました。

本当は、痕になったり化膿《かのう》したりするから、なるべく掻かないほうがいいのです。それはわかっていましたが、あまりにかゆく、もうどうにでもなれという気分でした。

かゆいブツブツは、よく見ると細かい水疱になっていました。爪で掻いてしまったことによって水疱が破れ、透明なリンパ液がだらだら出てきました。

これを吸い取らないと治らないと思い、首と腕に吸い玉吸引をしました。すると、肌に吸い玉の痕が赤黒くくっきり残ってしまい、

「こんなに悪血が溜まっているのか」

と、愕然《がくぜん》としました。

■吸い玉吸引で血液浄化

吸い玉吸引は、カッピング療法とも呼ばれます。

その方法は、肌に「吸い玉」と呼ばれるガラスカップをのせ、カップの内部の空気を吸って真空にし、皮膚を吸い上げます。

これにより、凝り固まった筋肉をほぐし、血流改善、血液浄化、デトックス、疲労回復などの効果があります。二酸化炭素を体外に排出するので、呼吸が楽になります。

吸い玉吸引は、中西医と呼ばれる中国医学の治療法の一種で、中国や日本では昔から「吸いふくべ（療法）」という名前で親しまれてきました。

吸いふくべの歴史は古く、現存する最古の中国医学書『五十二病方』（紀元前6～3世紀に完成）にも書かれているそうです。その本の中では、吸い具として動物の角を用いたことから「吸角法」とも呼ばれます。

その後、隋や唐の時代（581～907年）以降は竹筒を用いる「吸筒法」に変わり、清の時代（1616～1912年）には陶器を使う「抜罐《パーグゥアン》」となりました。現代では、ガラス製の抜罐（吸い玉）が主流です。

吸い玉療法の本来のやり方は「火罐《フウオグウァン》」といい、アルコールに火をつけて燃やす着火機をガラスの吸い玉に近づけ、吸い玉内部の酸素と反応して真空になるタイミングで、肌に吸い付かせます。すると、吸い玉の内側に皮膚が吸い上げられます。

このとき、吸い上げられた皮膚の下の浅い筋肉部分が充血し、経絡《けいらく》（ツボ）が刺激され、体内毒素の排出と新陳代謝がうながされます。

この「火罐」に対して、今日では火を使わず機械で空気を抜く「真空抜罐」という方法もあります。私が個人的に使用するのも、ガラスの吸い玉を機械で真空にするタイプです。

中国では自分で吸い玉吸引をする人も多いようです。日本では鍼灸院《しんきゅういん》、整体院、健康サロンなどで受けられます。

私は自宅と店に器具があり、自分で吸い玉をします。

吸い玉は、額、首筋から背中、腕など、からだの各所でできます。

吸い玉療法の手順と効果（約30分）

（1）からだのつらい箇所（背中、腕、頭など）にカップをのせる

からだの状態によって、のせるカップの大きさ、数、回数が変わります。

（2）カップ内部を機械で真空にし、皮膚を吸引する（10分間程度）

カップ内部に吸い付けられた皮膚の表面に、赤血球や血漿《けっしょう》成分が集まり、体表の酸性によって血液のアルカリ性が中和されます。

また、皮膚の毛細血管や細胞、細胞間にあるものが膨らんで、皮膚表面まで押し上げられます。

（3）カップを外す

カップのつけ外しに痛みはありません。

吸引されていた皮膚が戻るときに、膨らんだ毛細血管内の血流が改善されます。新鮮な酸素と栄養を運ぶ血液循環が促進され、不要な炭酸ガスや老廃物を回収します。

（4）からだの状態に応じて（1）～（3）を繰り返す

前につけたカップ痕のすきまを埋めるように、満遍なくつけていきます。すべて終わると、からだが軽く、楽になっています。

■吸い玉療法は究極のデトックス

東洋医学では、滞って動かない異常な血液を「瘀血《おけつ》」（または悪血）ととらえ、あらゆる病気の原因と考えます。

「病気の原因は血液の状態にある」

という考え方です。

血液は、生命を維持する全身の細胞にとってもっとも大事なものです。

細胞も、酸素や栄養、排泄を必要としています。

からだの細胞に必要な酸素や栄養を運び、不要な炭酸ガスや老廃物を回収しているのが血液です。

また、血液はホルモンや免疫にも関係するなど、生命維持に欠かせないものです。

しかし、滞って動かない血液は新鮮な酸素や栄養を運べず、いろいろな悪いものを溜め込むので、「万病の元」になります。

吸い玉療法は、血中に溜まった炭酸ガスや老廃物の排泄をうながし、からだの中から大掃除ができます。

これが、吸い玉療法が究極のデトックスになるしくみです。

■吸い玉の痕でからだの状態がわかる

吸い玉療法をすると、皮膚の表面に、毛細血管の赤血球や血漿成分が集まります。その後、カップを外すと、赤紫色〜青紫色などの痕がくっきり残ることがあります。これを色素反応といいます。

吸い玉療法の色素反応は、「からだの中を映す鏡」です。吸い玉吸引をしたら、皮膚の色がどのくらいの時間で、どのような色に変化するかを見極め、からだのどこがどう悪いのかを判断します。とくに中西医は、この色素反応と皮膚の状態を詳しく観察して医学的診断を行うそうです。

健康な人でも、肩こりや腰痛があるときは肩や腰の色素反応が濃くなり、それが治ると薄くなります。

吸い玉の色素反応は数日~1週間程度で消え、その頃に体調が一番よくなります。

吸い玉療法の色素反応いろいろ

■健康反応

薄い桜色/うっすらとしたピンク色➡健康な反応

色素反応（中） 赤黒い色➡血液が停滞しているところ

色素反応（大） 黒紫色➡色の濃いところは悪いところ

■虚の反応

色が出ない・白い⬇その場所に赤血球が少ない

カップがくもる⬇部分的な虚血状態

カップをはずすと臭い⬇全身に及んでいる場合は貧血症や衰弱状態

■凝固反応

コブのように盛り上がる⬇老廃物や疲労物質を溜めた良くない反応

毛穴が目立ちブツブツ⬇老廃物や疲労物質を溜めた良くない反応

■水疱反応

小さな水ぶくれのようなもの⬇水疱液は「瘀血」、処理して排出

薄皮1枚の下に体液が溜まる⬇水疱液は「瘀血」、処理して排出

■紫斑反応

色が出ないこともある⬇慢性化した病、深い病と考えられる

深い部分にコリコリとしたシコリがある⬇痺れ感を伴うことが多い

DAY 38

皮膚科を受診

7月30日（土）　晴れ

周りの勧めもあり、近くの皮膚科に行ってみた。皮膚科の先生はろくに肌も診ず、カウンセリングもせず、パソコンを打ち、ただステロイド剤を出すだけでした。

それでもあまりにかゆいので、家に戻りステロイドを2、3回つけたらリンパ液が腕から噴き出た。すごくひどい肌になり、ビックリ、唖然とする。

やはり皮膚科はただステロイドを出すしかできないのか。あまりにも医者としてお粗末ではないのか。肌の免疫を知らないのか、それとも無視なのか。これでは肌を根本から治せない。

「私はお肌のプロだ、自分で治そう」と思ったのです。

私は長いことアトピー性皮膚炎のステロイド副作用で悩んでいる人を多く見てきて、肌の再生が大変なのを見てきたのです。

それはお肌の免疫細胞「ランゲルハンス細胞」を死滅させてしまうからなのです。このことはイギリスの論文にも書かれています。私の肌にも強烈なアポトーシスが起こりました。

■顔じゅうに皮膚炎が広がった

ついに、顔じゅうにひどい腫れと湿疹が広がってしまいました。

額から鼻、頬、顎まで真っ赤になり、水疱だらけでとてもかゆいのです。つい、掻いてしまい、破れた水疱から透明なリンパ液がジュクジュク流れました。

ちょうど、7月の蒸し暑い盛りでしたが、ひどいことになった腕には包帯を巻き、首はショールで隠さないと、外出できなくなりました。

こんな肌では化粧品もつけられないので、腫れ上がって真っ赤な顔のひどい湿疹は隠せませんでした。それでもなんとか会社に行き、「見て、こんなになっちゃったのよ！」会社のみんなにそう言うと、大変驚かれ、心配されました。

みんながびっくりするのも当然です。いつも元気な私が突然、真っ赤な湿疹だらけの悲惨な顔で出社したのです。私自身、あ然としましたが、不思議なことに、それほど悲観していなかった気がします。

「今は大変なことになっているけど、治るわよ」

という気持ちが、心のどこかにあったのかもしれません。

■皮膚科で失望

「早く病院で診てもらったほうがいいのではないですか」という、周りの勧めにより、病院にはめったに行かない私も重い腰を上げ、近くの皮膚科に行きました。

しかし、皮膚科に行って、失望しました。医者は私の肌などろくに診ず、カウンセリングもせず、肌に塗るタイプのステロイド剤を処方しました。

ステロイドとは、からだの中で生合成される有機化合物の総称です。体の炎症を抑えたり、体の免疫力を抑制したりする作用があり、さまざまな疾患の治療に使われています。副作用も多いため、注意が必要な薬です。

■肌本来の免疫力

病院嫌いの私は、薬もめったに使いません。でも、あまりにかゆくて我慢できず、ステロイドの塗り薬を肌に塗布してしまいました。

1回塗っても変わらなかったので、2、3回つけたらリンパ液が腕から噴き出たのです。まるで炎症が爆発したような感じで、肌がもっとグチャグチャになりました。

なんでこんなことに……と唖然として、ハッと気づいたのです。

「やっぱり医者にも薬にも頼れない。肌を根本から治さないと」

わかってはいたけれど、ステロイドは炎症を抑えるだけで、根本から治すものではないのです。

私はこれまで長年、アトピー性皮膚炎のステロイド副作用に悩み、相談にいらっしゃる人たちの声をたくさん聞いてきました。ステロイドの副作用でもっとひどい肌になっても一生塗り続けないといけないのか、多くの人が悩み苦しんでいます。私も今回の経験で、ステロイドの怖さを痛感し、薬漬けになりたくないと感じました。

肌の免疫があるので、傷や湿疹ができても、本来ならば、そのうち自然に治るはずなのです。肌本来の免疫力が働くように助けてあげることは、私にもできます。そうすれば医者や薬に頼らず、この皮膚炎も治せるのではと思いました。

■「ランゲルハンス細胞」はお肌のガードマン

人の皮膚は、表皮、真皮層、皮下組織の三層構造になっています。そのうち表皮は0・2ミリほどの厚さの中に角質層、顆粒層、有棘層、基底層の四層があり、外界の刺激から皮膚を守るバリア機能を果たしています。そのため、肌からは水も入らないので、私たちは安心してお風呂にも海にも浸かれます。

また、表皮には免疫細胞「ランゲルハンス細胞」があります。ランゲルハンス細胞は、触手を伸ばして皮膚を害する刺激物を見つけ、排除する免疫センサーの役割を果たす、肌のガードマンです。そして、アレルギー反応は、免疫が刺激物を排除しようと働いて起こります。これが「免疫力」の正体です。

肌は強固なバリアと免疫センサーで二重に守られているので、基本的に肌からなにも入りません。化粧品も入りませんが、化粧品や洗剤などにほぼ必ず配合されている合成界面活性剤が肌のバリアを壊して侵入しようとするため、肌のトラブルが起こります。

■肌は排泄器官

肌はお尻と同じ排泄器官であり、「入れるところではなく、出すところ」です。肌からは汗や皮脂などが排泄（分泌）されます。健康な肌は、この分泌成分により適度にうるおって守られ、紫外線にも負けない強さがあります。

この「肌からの排泄」という働きにより、肌に侵入しようとした有害物質もいずれは外に出されます。そうすれば、免疫の防御反応であるアレルギー症状も治まります。

■肌の治癒力

肌は約28日周期で古くなった細胞をだんだん押し上げ、一番上の古い角質が自然にはがれて新しくなります。これをターンオーバーといいます。

このターンオーバーのしくみにより、たとえ肌が傷ついても新しく生まれ変わって治ります。これが肌の「治癒力」です。ターンオーバーが正常に働けば、真皮に達する深い擦り傷ややけどなどでも、3か月〜半年間ほどできれいに治ると言われます。

①肌に入ってしまった有害物質を「排泄」する

②肌には「免疫力」と「治癒力」があるから、それを助けてあげる

この2つだけで、肌は自力できれいに治るのです。

■ステロイドはランゲルハンス細胞を弱らせる

ランゲルハンス細胞が弱ると、免疫センサーが弱ってしまいます。すると、肌から有害物質が入りやすくなって肌トラブルが増え、肌が衰えます。

ランゲルハンス細胞を弱らせる原因は、加齢（エイジング）、紫外線、ストレス、石油系合成界面活性剤、弱酸性化粧品の長期使用、食品添加物の摂取、ステロイド剤の長期使用などです。とくに、ステロイド剤を長期間使うとランゲルハンス細胞を死滅させてしまうことが、イギリスの研究により証明され、科学論文誌に発表されています。しかしながら、ステロイドの影響で弱ったランゲルハンス細胞を改善させる方法の1つが、近年、見つかりました。

２０２０年、アルカリ性とアミノ酸の複合体（ＰＳ）がランゲルハンス細胞の活性化物質であり、ステロイドの離脱と萎縮の改善効果があることが、日本の研究チームによる実験で証明され、日米の皮膚科学会で発表されたのです。

DAY 39

顔が大腫れ

7月31日（日）　晴れ

顔は腫れ上がり、目が開かない。
シャワーの後にＰＧとエンジコをつける。
その後、リンパ液がでてぐちゃぐちゃになった。
我慢できず、気も動転し、ステロイドを塗ってしまった。
夜中に大腫れになっていた。

■顔が腫れて目も開かない

皮膚科へ行った翌朝は、目も開かないほど顔が腫れていました。でも、ステロイド剤はなるべくつけたくないので、顔やからだにPGとエンジコを塗りました。

PG（パルシアゴールド）は、ランゲルハンス細胞を活性化させることが研究で証明されているアミノ酸複合体（PS）です。皮膚を老化させる活性酸素を除去し、肌の排泄を促進してうるおいを引き出し、肌代謝を回復させます。

ただ、PGは効果が高いものの、傷んだ肌には赤みやかゆみなどの免疫反応が出ることがあります。治る前によくあることなので心配ないのですが、強く出るときは使用を中断したほうがいい場合があります。私もそれを承知で、つけました。

エンジコは殺菌・消炎作用のあるヒノキチオールからできた殺菌作用のあるクリームで、アトピー性皮膚炎の方に使えるものです。こちらは少ししか使いませんでした。

PGをつけたあと、水疱からリンパ液が噴き出てぐちゃぐちゃになりました。慌ててまたステロイドをつけてしまったら、患部がもっと腫れ、眠れませんでした。

DAY 41

ドロドロの悪血が出た

8月2日（火）　曇りのち晴れまた曇り

どうしようもなく、吸い玉で吸引をした。

胸、首、腕、肩から黒くてドロドロの悪血が出た。ひどい。

■自分でできることを探す

なんでこんなひどいことになったのか、今なら笑って振り返ることもできますが、当時はそんな心の余裕はありませんでした。

こんなにひどい皮膚炎はすぐには治りません。とくに顔がひどく、隠しようもないので困りました。皮膚科にも頼れないと思ってしまったので、なにをどうしたら早く治るのか、必死に自分で探すしかない状況でした。

この肌を治すために自分でできることはなにか、一所懸命考えました。

その結果、①悪血を出してデトックスする　②PGを中心に肌免疫を活性化させるという2本立てで、肌を治していこうと心に決めました。

■吸い玉吸引で悪血処理

吸い玉吸引のみでも、血液浄化と血流改善がうながされ、血中の栄養素や酸素が細胞のすみずみに運ばれ、免疫力と治癒力が高まります。

また、からだがスッキリして軽くなり、とくにスキンケアをしなくても肌がきれいになります。でも、私はかゆみや湿疹がひどすぎるので、通常の吸い玉療法に、悪血処理を加える方法を取り入れました。

その方法とは、かゆい肌を、特殊な細い針でごく浅く刺激してから、吸い玉をする方法です。すると、針によって肌に空いた微細な穴から、毛細血管に溜まっていた悪血が滲み出てきました。これにより血中や皮膚内の老廃物や毒素の排泄がうながされ、血液の状態が改善されます。

なお、そこに悪いものが溜まっていなければ、なにも出ません。

私も最初は治療院でこの施術を受けましたが、ひどすぎる皮膚炎になって外出できず、自分でやらないとどうしようもない状況になったため、自己責任でなんとかできるようになりました。

私の肌のとくにかゆいところを、こうして悪血処理すると、真っ黒くてドロドロの悪血が出てびっくりでした。

精神的ストレスもあり、血液の状態がそうとう悪かったようです。

「こんなに悪血が溜まっていては治らない」

そう思い、必死に吸い玉と悪血処理を繰り返しました。

DAY 42

あまりにもつらい

8月3日（水）　曇りのち晴れ時々雷

あまりにもつらくて、ステロイドにすがる。
またさらにひどくなる。顔、大腫れ。あちこち吸い玉吸引する。
冷やすしかない。ヒリヒリ感がひどい。水も沁みる。
ＰＧとステロイドは相反するのだ。

■水さえ沁みた

必死の吸い玉にもかかわらず、皮膚炎は少しも治りませんでした。つらすぎてステロイド剤をつけたら、肌はまた爆発的にひどくなりました。顔全体が腫れ上がり、瞼《まぶた》が上がりません。これでは外出できず、家にこもってじっとするしかない状況でした。炎症はどんどん広がり、胸から上の皮膚はどこも真っ赤で、ブツブツと水疱だらけになっていました。

患部を冷やせば少しはいいかもしれないと思い、水で冷やしたら、沁みてヒリヒリしました。こんな状態では、お風呂にも入れません。水疱から出続けているリンパ液でベタベタの肌を清潔にしたくても、お湯も石鹸《せっけん》も使えないのです。

そのうちに、1つの疑念が生じました。

「この皮膚炎の広がり方からすると、あのときの電流が原因なのか?」

そう思い始めたのです。

難聴がよくなるとかいう電流を流した直後に、幹細胞点滴を静脈に入れたので、電流の流れに沿って点滴が巡り、強烈なアレルギー反応が出たのかもしれないと思いました。

■ステロイド剤にすがりたくなる

今回の一番大きな気づきは、ランゲルハンス細胞を活性化させるPGと、ランゲルハンス細胞を弱らせるステロイド剤は、こんなに相性が悪いのかということです。この2つの効果があまりに相反するので、同時に使うとどちらの効果も消し合い、もっとひどいことになってしまうのかもしれません。

そこから確信したのは、

「私のからだには、たとえ薬でも、余計なものをつけてはいけない」

ということでした。

私は長年、肌の免疫を重視していて、ランゲルハンス細胞による免疫センサーがしっかりしているので、だからこそ、ステロイドは合わないのかもしれません。

PGをつけたら、ステロイドをつけないほうがいいのです。

それはわかっているけれど、この皮膚炎はとてもつらいので、ついステロイド剤にすがりたくなってまた失望する、ということの繰り返しでした。

DAY 43

紫雲膏で少し楽になる

8月4日（木）　曇り

紫雲膏《しうんこう》をつけた。
熱い肌が少し楽になった。顔、首のつっぱり感が楽になる。

■安心して使える軟膏

紫雲膏は昔ながらの、街のドラッグストアにもある漢方の軟膏《なんこう》です。これをつくったのは、江戸時代末期の名医、華岡青洲だと言われます。有吉佐和子の小説『華岡青洲の妻』の題材になった人なので、ご存じの方もいるでしょう。紫根、当帰、ゴマ油、蜜蝋《みつろう》、豚脂という5種類の生薬から作られる紫雲膏は、抗菌・消炎・鎮痛・皮膚再生作用などのある、油脂性軟膏剤です。すり傷・切り傷、あかぎれ、やけど、湿疹、皮膚炎などに効果があり、もちろんステロイドフリーで低刺激のため安心して使えます。

その紫雲膏を苦しまぎれに買ってきて、肌に塗ってみました。薄紫色の柔らかい油脂でできた軟膏で、水疱だらけのぐちゃぐちゃでも塗りやすく、炎症のひどい肌に沁みるような刺激もありませんでした。

塗ってみたら、炎症の火照りや腫れた部分のつっぱり感が落ち着き、かゆみも軽くなりました。

しばらくぶりに炎症で熱い肌が少し楽になったことで、とても助かりました。

■つらい症状をやわらげることは大事

紫雲膏を塗り、かゆみや炎症を多少しのげている間はからだが楽で、会社に行って仕事をすることもできました。

つらい症状が少しでもやわらぐと、精神的なストレスもやわらぎます。本当に助かりました。

紫雲膏は、今ある症状を一時的に抑えるだけのもので、炎症を治したり、肌に入ってしまった悪いものを排泄させたりする作用はありません。その点ではステロイド剤と同じかもしれませんが、ランゲルハンス細胞に影響することはないという安心感が、私にとってはなによりでした。

ステロイド剤はできるだけ使いたくないので、非ステロイド成分で肌に合う、安心して使える軟膏が見つかったのはよかったです。

ただ、紫雲膏をべったり塗っても、夜中になるとまた強いかゆみが戻ってきました。眠気が飛ぶほどの耐え難いかゆみでした。肌を掻きむしって治るならいいけれど、そうもいかないので、吸い玉と悪血処理で一所懸命、かゆみを散らしました。

郵 便 は が き

料金受取人払郵便

新宿局承認

2524

差出有効期間
2025年3月
31日まで
（切手不要）

1 6 0-8 7 9 1

141

東京都新宿区新宿1－10－1

(株)文芸社

愛読者カード係 行

お名前《ふりがな》		明治 大正 昭和 平成	年生 歳
ご住所《ふりがな》	□□□-□□□□	性別	男・女
お電話番号	（書籍ご注文の際に必要です）	ご職業	
E-mail			
ご購読雑誌(複数可)		ご購読新聞	新聞

最近読んでおもしろかった本や今後、とりあげてほしいテーマをお教えください。

ご自分の研究成果や経験、お考え等を出版してみたいというお気持ちはありますか。

ある　ない　内容・テーマ（　　　）

現在完成した作品をお持ちですか。

ある　ない　ジャンル・原稿量（　　　）

書　名				
お買上 書　店	都道 府県　　　市区 郡	書店名		書店
		ご購入日	年　月　日	

本書をどこでお知りになりましたか？

1.書店店頭　2.知人にすすめられて　3.インターネット（サイト名　　）

4.DMハガキ　5.広告、記事を見て（新聞、雑誌名　　）

上の質問に関連して、ご購入の決め手となったのは？

1.タイトル　2.著者　3.内容　4.カバーデザイン　5.帯

その他ご自由にお書きください。

（　　）

本書についてのご意見、ご感想をお聞かせください。

①内容について

②カバー、タイトル、帯について

弊社Webサイトからもご意見、ご感想をお寄せいただけます。

ご協力ありがとうございました。

※お寄せいただいたご意見、ご感想は新聞広告等で匿名にて使わせていただくことがあります。

※お客様の個人情報は、小社からの連絡のみに使用します。社外に提供することは一切ありません。

■書籍のご注文は、お近くの書店または、ブックサービス（0120-29-9625）、セブンネットショッピング（http://7net.omni7.jp/）にお申し込み下さい。

DAY 44

夜中になるとあちこちかゆい

8月5日（金） 曇り

夜中になるとあちこちかゆくなる。
とくに腕が我慢できず、吸い玉吸引をする。
ひどい悪血だ。

■からだが温まるとかゆみが増す

この頃はまだ食事はなんとか摂れ、日中は紫雲膏の助けを借りてやりすごせました。
でも、夜中になるとあちこちかゆくなるのです。それをなんとかしたくて吸い玉をするので、落ち着いて眠ることができませんでした。

体温は、朝や日中より、夜のほうが高くなります。からだが温まると、かゆみが強くなります。だから、寝ようと思って布団に入ると、最もかゆくなりました。

とくに腕のかゆみがひどかったのですが、そこに吸い玉をすると、やはり悪血がひどかったです。出しても出しても、真っ黒な悪血が出てくる状態でした。この黒い悪血の正体は、毛細血管に溜まった毒素と老廃物かと思います。

■ホルミシスシャワーとラドン療法

皮膚炎になって以来、お風呂に入れず、お湯のシャワーでからだを洗うこともできませんでした。傷だらけでジュクジュクの肌にばい菌が入っても困るし、からだが温まると猛烈にかゆくなるからです。

その代わり、抗菌効果のあるホルミシスシャワーを使って、からだをきれいにしました。ホルミシスシャワーは、ラドン療法の一種です。

DAY 44　夜中になるとあちこちかゆい

ラドンは、鉱石のラジウムが分解されて生じる微量の放射線です。からだに浴びると、細胞が活性化し、免疫力や自然治癒力が高まり、抗菌効果もあるといわれます。このことを「ホルミシス効果」といい、その有効性は科学的に証明されています。

ホルミシス効果で細胞のミトコンドリアが活性化されると、ホルモンや体内酵素、細胞膜などが元気になり、肌もからだも健康になります。また、お肌のランゲルハンス細胞の中にもミトコンドリアが存在しているので、ラドン療法とPGを併用すると、相乗効果で、肌の治癒力が高まるようです。

ラドン療法には、ラドン温泉に入る、天然鉱石から発生するラドンガスを吸う、ホルミシスシャワーを浴びる、ホルミシスルームに入ってリラックスして過ごすなど、いくつか方法があります。たとえば秋田県の玉川温泉や、鳥取県の三朝温泉は、「不老長寿の湯」として昔から評判のラドン温泉です。

ラドン療法を提供している健康サロンもあるので、わざわざ遠くの温泉まで行かなくても、ホルミシス効果を体験できます。

DAY 47

貧血になる

8月8日（月）　晴れ

腕、首がかゆくて寝られず、吸引する。悪血がひどい。
背中の吸い玉、ヘッドカッピーですっきりした。
アミノローションのみ使用。
貧血だとメタトロンの遠隔操作判定が来た。吸引のしすぎだ。

■背中と頭には経絡が集中している

夜になるとかゆみが増して眠れないので、かゆいところをあちこち吸い玉吸引して

DAY 47 貧血になる

悪血処理をするのが毎晩恒例になりました。

背中には内臓に関係する経絡がたくさんあり、そこを吸い玉で刺激すると、からだの調子が改善されてスッキリします。

私も、からだがつらいときに背中の吸い玉を行います。カップを外したときの色素反応はかなり赤黒く、悪血もひどかったので、状態がよくなかったと思います。

その後にヘッドカッピーもしたら、からだが楽になりました。

ヘッドカッピーとは、頭皮の吸い玉療法です。吸い玉カップをこめかみなど、頭皮の部分にもつけて吸引すると、血流が改善されて頭がスッキリします。

頭皮を吸われてほぐされる経験は、ほかの施術ではできないと思います。

手で丁寧に揉《も》みほぐしてもらえるマッサージも、気持ちがいいものです。でも、たまに痛いと感じませんか？　吸われてほぐされる吸い玉療法に痛みはなく、独特の気持ちよさがあります。

■ローションとPGの使い分け

アミノローションは、アミノ酸と植物エキスのうるおい化粧水です。PGのようにランゲルハンス細胞を活性化させず、低刺激、肌のうるおいを補いながらお肌の改善をはかる保湿剤です。私は皮膚炎の症状が強いときは活性化を抑え、よりマイルドなローションのほうをつけました。私はその日の肌の状態を見て、ローションやPGを使い分けていました。

■メタトロン遠隔判定

メタトロンとは、ロシア人科学者によって開発された波動測定器により、健康チェックや不調の原因究明のできるシステムです。遠隔判定も可能だということで、知人が私の血液状況を定期的に調べ、その結果を送ってくれました。

そのメタトロンで貧血の判定がありました。吸い玉で悪血処理する回数が多かったので、貧血気味になったのだと思いました。

DAY 48

ストレスで胃腸が弱る

8月9日（火）　曇りのち晴れ

ストレスで胃腸が弱る。かゆいのでかゆみ止めを飲んで寝る。
夜中にあちこちの患部が熱くなり、びっくりして目が覚める。冷やす、冷やす。

■食欲がなくなった

この頃、食欲があまりなくなりました。

上半身の皮膚のひどい炎症とかゆみに四六時中悩まされ、不安も大きかったという精神的ストレスのせいだと思います。食べたくならないし、胃腸の働きも弱っていたと思うのです。

どうしても気持ちが沈んでしまうので、引きこもりまではいかないまでも、外出したい気持ちになれませんでした。なんとか会社には行きましたが、毎日は行けませんでした。こうなる前は、会社を休む日などほとんどなかったのに、今回初めて1週間続けて行かないことがありました。

とくに症状が一番ひどかった1か月間は、出勤した日より休んだ日のほうが多かった記憶があります。

また、会社に行っても、ちょっと顔を出す程度で、すぐ帰りました。広い範囲で肌のかゆみや不快感が強いので、会社に1日中いてじっくり落ち着いて仕事をすることは難しかったのです。

■漢方のかゆみ止めを飲んでみた

この日、初めてかゆみ止めを飲みました。ドラッグストアにある市販の漢方薬です。

漢方薬は、生薬《しょうやく》（草木や動物、鉱物などの自然の原料）でつくられ、からだに本来備わる治癒力を助けて病気を治します。

漢方薬は東洋医学の薬ですが、西洋医学の対症療法では治りにくい症状の緩和に効果がある場合、一般の病院でも処方されることがあります。たとえば、インフルエンザの発熱に対して、漢方薬の麻黄湯が処方されます。

医師や薬剤師を通さず買える、市販の漢方薬は、効き目がゆるやかで副作用もないそうです。この晩、漢方薬を飲んで寝たら、かゆみが抑えられました。

ただし、その夜中に、あちこちの患部が熱くなり、驚いて飛び起きました。薬でかゆみは抑えられても、炎症は暴れていたのです。顔も、首も、腕も、とりあえず水で冷やし、なんとかしのぎました。

そんなこんなで毎晩、睡眠不足だったことも、胃腸が弱る一因だったと思います。よく食べ、よく眠れる健康なからだのありがたさが身に染みました。

DAY 49

日中はかゆみ止めが効いた

8月10日（水）　晴れ

昼間、かゆみ止めの薬のおかげでかゆくなく仕事ができた。
夜、薬切れでさらにかゆみが増した。
たまらなくかゆくて、またも吸引した。

■心配しすぎて言葉が出ない

次の日は、朝にかゆみ止めの薬を飲んでから、会社に行きました。これがよく効いて、かゆくなく仕事ができてよかったです。

DAY 49　日中はかゆみ止めが効いた

会社でみんなに会ったとき、

「少し落ち着いたから、来たのよ」

と、私は言いました。

そのとき会った人たちは、私にかける言葉が見つからなかったようで、拍子抜けするほど薄い反応でした。みんな心配してくれないのかなと、ほんの一瞬、がっかりしたくらいの静けさでした。

でも、そのときのことを後で聞くと、みんなはむしろ心配しすぎて、なにも言えなかったそうです。

「見たところまだ治っていないし、大丈夫なはずがないので、なにも聞けませんでしたが、本当はすごく心配していました」

ということでした。

■かゆみ止めの反動

かゆみ止めの薬が私にはよく効いて、助かりました。悩まされつづけたつらいかゆみを少しでも抑えてくれるだけで、格段にＱＯＬ（生活の質）が上がります。からだがつらいと、精神的に追い詰められてしまいます。つらい症状の緩和は必要なので、自分に合った薬を適切に使えばいいと思います。ただ、よく効いてくれた漢方のかゆみ止めも、その効果は持続しません。時間が経って効き目が切れると、反動のように、猛烈にかゆくなって困りました。とくに夜は我慢できないかゆみが戻ってきました。たまらず、吸い玉をして血液浄化に努めました。かゆみを元から断つためには、皮膚炎を根本から治さないとどうにもなりません。

そんな毎日の悪戦苦闘がありながらも、この頃に撮った写真を見ると、少しずつですが顔やからだの腫れや赤みが引き、多少すっきりしています。今考えると、最高にひどかったピークをようやく超えかけている時期だったのかもしれません。

でも、当時はそれがわからず、とにかく必死に皮膚炎と闘っているだけでした。

DAY 53

目の腫れが引いた

8月14日（日） 曇り

夏休み期間になった。どこにも行けず悲しい。
夏休み中で、朝、顔がむくんでいたので、ＰＧをつけようと決心した。
ＰＧをつけたとたんに、リンパ液が噴き出てきた。
吸い玉で吸い取る。血液も出て、黄色い液と血液でひどい排泄だ。
額の赤黒さがひどいが、リンパ液は出なくなった。
目の腫れが引いた。

■排泄から再生へ

会社も夏休みに入り、外出する必要がしばらくないので、意を決し、むくんだ顔にPGをつけました。

案の定、水疱からリンパ液が噴き出る、強い反応が出ました。

そこで、額に吸い玉をつけて吸引し、カップ内部に滲《にじ》み出た血液や黄色い液をティッシュで吸いとりました。

この黄色い液というのは、細菌感染したリンパ液でしょうか。でも、これも肌からの排泄なので、悪いものを一所懸命、外に出してくれていたのだと思います。

「額の赤黒さがひどい」と、日記に書いたのは、カップを外した痕の色素反応のことです。それを見る限り、まだまだ状態がよくないことがわかります。

吸い玉吸引をしてからしばらく経つと、リンパ液は出なくなり、目の腫れが引いて、からだもだいぶ楽になってきました。

からだが楽になると、精神的にも落ち着いてくるものですね。ストレスが少し和らいで一息つけて、よかったです。

そのほか、この頃から気になりだしたのは、手の甲や腕の皮膚が、厚く、硬く、ゴワゴワになってきたことです。

猛烈な湿疹は一時期より治まってきたのですが、肌は赤黒く、うるおいもなく、ガサガサのデコボコでひどいものでした。一所懸命PGをつけても、なかなかきれいにならないのが悩みでした。

■「肌から排泄」のしくみ

私はひどい皮膚炎に悩まされながらも、肌からの排泄のしくみを知っていたので、こうなってもいずれは治るはずだと、希望を持っていられました。

肌はお尻と同じ排泄器官で、「外に出すこと」が大きな役割です。排泄器官である肌は、皮膚代謝をして、皮脂や汗とともに天然の保湿成分や酸性の物質を排泄しています。これが、肌からの排泄のしくみです。

子どもの肌は化粧品を使わなくてもすべすべでうるおっていますが、それは皮膚代謝が正常に働き、必要な保湿成分や酸性物質をきちんと排泄しているからです。

人間は誰でも、肌本来のうるおいを排泄する力を持っています。それは女性でも男性でも、子どもでも大人でも変わりません。

ただし、過剰なスキンケアをずっとつづけたり、不規則な生活をしていたりすると、肌本来の力を弱めてしまうことになります。

肌は排泄器官なので、肌から栄養を入れる必要はありません。そもそも肌は、汚れや雑菌を体内に入れないバリアの役割をするので、入れようと思っても入らないはずです。

たとえばコラーゲンなど、栄養成分を肌に入れたければ、食事で口から入れればいいのです。食べた物の栄養成分は腸から吸収され、血流によって各細胞へ送られ、肌にも届きます。だから、腸の調子と血流を改善することが、肌にとっても重要なのです。

肌本来のうるおい成分が排泄されていれば、本来は、保湿化粧水などを肌に塗る必要もありません。もしうるおいが足りなければ、乳液やクリームなどで油分を適度に足してもいいのですが、油分を与えすぎると酸化を起こして肌の老化を促進させ、毛穴の詰まりの原因になります。

腸も肌も詰まらせず、きちんと排泄させることが大切です。

うっかり肌に入れてしまった毒素も、いずれは排泄されます。その後は肌本来の治癒力で、自然にきれいに治るはずなのです。

DAY 56

リンパ液がひどい

8月17日（水）　雨のち晴れ時々曇り

出社。腕がかゆく、夜PGを塗る。
リンパ液がひどく、吸引をした。

■悪血がまだ溜まっている

この頃になると、皮膚炎で痛めつけられた肌がだんだん治ってきましたが、あいかわらず強いかゆみに悩まされていました。

かゆくてたまらない箇所は、その時々で違っていました。この日は、とくに腕がかゆかったようです。

かゆいところにPGを塗ると、その反応で湿疹が出たり、水疱からリンパ液がひどく出たり、いろんなことが起きました。

「反応がまだ出るということは、そこに悪血が溜まっている」

そう私は考え、またせっせと吸い玉吸引をしました。

■顔がバリバリ

夏休み明けで出社し、1日仕事をしていると、夕方には顔がバリバリになって困りました。まだ肌が治っていないからなのか、いくらPGやローションをつけても、肌本来のうるおい成分があまり出ないのです。

やがて、皮膚の表面が肥厚してカチカチに固まり、やがてボロボロはがれ落ちるようになりました。クレンジングをしてポロポロをなるべく落とし、またPGかローションを塗って保湿して、ということを日に何度も繰り返しました。

炎症や湿疹で痛めつけられた皮膚が、肥厚してだんだんはがれ落ちていくのは、その下に新しい健康な皮膚が生まれているからです。これは皮膚再生の正常な過程なので、実は喜んでいいことです。古い角質がはがれ落ちないと、新しい角質が表に出てこられないので、肌が生まれ変わるために一旦ボロボロになるのはよくあることです。

ただ、古い皮膚がポロポロしている間は、見た目がどうしてもよくないので、精神的にはけっこうつらかったです。

私は免疫美容に約30年間携わり、いろんな方のお肌の悩みを見聞きして、肌のトラブルが治っていく過程の困りごともある程度知っています。だから、

「こうなっても大丈夫」

と、頭ではわかっていましたが、気持ちは割り切れませんよね。

それにしても、私の経験上でもダントツ一番、今回の皮膚炎はひどすぎました。

DAY 57

腫れが治まってきた

8月18日（木）　雨のち曇り時々晴れ

だいぶすっきりしてきた。

■肌本来の力を引き出す

残暑の時期に入り、やっと顔の皮膚炎が目に見えて治まってきました。当時の写真を見ても、顔の赤黒さは全体的に薄くなり、白っぽい部分が増え、本来の地肌の色が少しずつ戻ってきたように感じます。

額についた吸い玉の痕にも、どす黒さがなくなり、赤紫色になってきました。顔だけでなく、腕や肩なども治ってきたようで、だいぶすっきりしてきました。

肌からの排泄がすすみ、免疫力や治癒力が正常に働き出して、肌が自然にきれいになろうとしていたのかなと思います。

■肌に余計なことをしないほうがきれい

私たちは長いこと、たくさんの化粧品を使ってこまめにお手入れするほうが、肌がきれいになると思い込まされてきました。

とくにお化粧をする女性は、

「化粧品の成分を肌に入れなきゃ」

そう思い込んでいる人が多かったのではないでしょうか。

なぜ顔だけたくさんの化粧品を使うようになってしまったのか、疑問に思いませんか？

もしかするとそれは、化粧品会社の広告による洗脳かもしれません。これを信じて疑わず、きれいになりたい一心で、毎日顔をマッサージしたり、パックしたり、こまめにお手入れしてきた人がきっと多いでしょう。

「肌に栄養を与え、潤いを与え、乾燥するから高保湿をして、もっと浸透させようとするのは当たり前のこと」

と言う人が多かったと思いますが、でも、それは真実なのでしょうか?

実は、逆効果なのです。

以前は私も、肌本来の働きを考えることもなく、たくさん化粧品を使うことに疑問をもたず、一所懸命スキンケアしていました。その結果、お手入れすればするほど肌が荒れてしまった苦い経験があります。

一般的には顔の肌より、日頃お手入れをしない胸元のほうがきれいです。

顔は外気や紫外線に晒され胸元より肌が衰えやすいですが、肌を傷める一番の原因はスキンケアなのです。

DAY 60

耳の具合が悪い

8月21日（日） 雨のち曇り

耳の具合が悪く、背中、ヘッドカッピー、耳の周りを多くする。
午後から体調回復、耳はよくない。

■耳の不調に悩む

顔の湿疹がだいぶ治りホッとしていたところ、耳の具合が悪くて悩まされました。
積み重なった不安や疲労のせいだったのかもしれません。
そこで、午前中に背中の吸い玉吸引と、ヘッドカッピーをしました。

DAY 60　耳の具合が悪い

耳の周辺に意識的にたくさんつけました。

これが効いたのか、午後から、からだの調子が回復しました。ただ、耳の調子はあまり良くならず、また気持ちが沈みました。

DAY 61

額が赤くザラザラ

8月22日（月）　曇り

額は赤くザラザラだが、なんとか出社。
紫雲膏を塗ってごまかす。
ストレスによる副腎の弱りがあると、メタトロン判定あり。
かゆみ止めや保湿でごまかさないで、肌の免疫を取り戻そう。

■治りかけ

皮膚炎と吸い玉吸引の痕で、額は赤くザラザラになりました。まだファンデーションでカバーすることもできないので、せめて紫雲膏でザラザラだけは抑え、出社しました。

ストレスによる副腎の弱りは、定期的に送ってもらったメタトロン判定で出たものです。

副腎は血圧、血糖、水分・塩分量などの体内環境を常にちょうどよく一定に保つためのホルモンをつくっているところです。これらのホルモンは生命の維持に不可欠ですが、多すぎても少なすぎてもよくありません。

ストレスでも副腎の機能低下が起こるそうです。メタトロンで指摘されたので、背中の副腎のあたりを吸い玉吸引しましたが、悪血や色素反応はそれほど悪くなかったです。

DAY 62

まだリンパ液が出る

8月23日（火）　曇りのち晴れ

夜、額、腕にPGを塗る。とたんにリンパ液が出てきた。吸引する。冷やしながら寝た。これは前に少しだけステロイドを塗ったせいだ。

■ステロイドのメリットとデメリット

寝る前に、かゆかった額と腕にPGを塗ったら、リンパ液が噴き出てきました。急いで吸い玉をして、リンパ液をティッシュで拭き取り、水で洗い流しながら冷やして、なんとか眠れました。

DAY 62 まだリンパ液が出る

ＰＧの特性として、ステロイド歴のある人はこういった反応が出ます。ステロイドはデメリットもあるので、それを正しく理解して使用の判断をすることが重要です。

DAY 64

パウダーファンデーションが使えた

8月25日（木）　曇り

朝、額も腕もとてもすっきりして、出すことの大切さを味わった。
出勤前にまた、ＰＧを塗ったとたん、真っ赤になった。
すぐに洗い、冷やす。なんとか冷やしながらも、赤みは残る。
ガサガサになりながら、粉ファンデーションでごまかす。
１日中、ツッパリ感がひどい。ローションだけで、冷やす。
腕の皮膚がポロポロになってきた。

■肌からの排泄を実感

ここ数日、夜寝る前に額や腕にPGを塗り、出てくるリンパ液の吸引をしてから眠ると、翌朝の肌の調子がいいことがわかりました。寝ている間に、肌から排泄が行われたのだと思います。

その後、顔にPGを塗ったとたん、真っ赤になったのですが、これもいつもの反応なので慌てず、すぐ水で洗い流して冷やしました。ある程度落ち着いたら、パウダーファンデーションで赤みをカバーして出勤しました。やっと、お化粧できるようになったのです。

肌が良くなってきたものの、まだ本来のうるおい成分の排泄は足りず、顔はガサガサでした。夕方になると顔のツッパリ感がひどいので、ローションで保湿して冷やしました。一方、腕の皮膚がポロポロと剝がれ落ち、その下から新しいきれいな皮膚が出てきました。

腕は早くから湿疹が出たので、再生も早いようでした。

DAY 66

かゆくて起きる

8月27日（土）　曇りのち晴れ

夜になるといつもかゆくて起きる。

■かゆみが気になる

今回の皮膚炎になってから、熟睡できた夜はほとんどなかったかもしれません。8月末になってようやく症状が落ち着いてきたかなと思いましたが、夜中にかゆくて起きることがあいかわらずありました。

かゆみがあまりにも我慢できないときは、かゆみ止めの薬を飲みましたが、なるべく薬は使いたくないので、冷やしたり吸い玉をしたりしてしのぎました。

私がなぜ、医者や薬に頼りたくない、自分で治したいと強く思うのかというと、

「肌には免疫があり、自分で治す力がある。それを助けるにはどういう方法があるか」

ということに、約30年前から取り組んできたからです。

■30年前から振り返る

私は国家試験もなく小資本で独立ができるエステの道を選び、まずは理論と技術をマスターし、フェイシャル専門サロンを畑の中の一軒家からスタートしました。それが約30年前のことです。

最初はいくら広告を出してもビラを配っても、お客様は来てくれません。アルバイトをしながらなんとかサロンを維持していました。その間に少しでも自分の肌をきれいにしたいと、たくさんの化粧品を買ってお手入れに励みました。

気がついたときには、肌はいつも赤く、敏感肌になり、噴き出物もでき、乾燥もひどくなっていました。たまに来店されるお客様のお肌のほうがきれいなので、さらに自信をなくしていました。

そんなとき、以前個人レッスンを受けていた先生から、

「細胞レベルのすごい化粧品があるので使ってみない？　まずはクレンジングからね」

と言われ、小さなサンプルを送っていただきました。そのサンプルを開封してみると、真夏だったせいもあり、においがひどく鼻を突きましたが、すぐに使ってみました。

1週間、朝晩使ってみたら、なんだか肌が落ち着いて赤みも消えてきたのです。もう少し使ってみたいと、1本購入しました。さらに3か月ほど使用したら、驚くことにすっかりトラブルが消えていたのです。

これはどうしてなのかと思い、先生に問い合わせ、免疫セミナーに参加しました。

そのときの参加者は美容師さんがほとんどで、エステティシャンは数えるほどでした。

そのセミナーの講師は、アミノ酸研究家の小山秀男先生でした。専門的な分子化学式の理論がほとんどで、あまりよくわかりませんでした。

先生のお話はまず、「肌の免疫は破壊から始まる」とのことでした。それがとても怖いと思いながらも、きれいになるなら、先生の開発したアミノ酸の化粧品を使ってみたいと思いました。

それは、肌に感作させるというアミノ酸複合体（ＰＳ）の化粧品でした。それは、肌を傷めないアミノクレンジングと、免疫細胞を活性化させるアミノ酸複合体（ＰＳ）で、この２つを使って多くの人のトラブル肌が改善しているというものでした。

この化粧品を使ってみても私の肌は破壊されることなく、２か月もすると肌のくすみが消え、ハリのあるきれいな肌になっていたのです。

■免疫美容で肌を改善

トラブルに悩んでいた私の肌がきれいになったことで、少しでもお客様にいらしてもらいたいと集客に励みました。でもチラシを配ったり、ポスティングしたり、駅前に大きな看板を出したりしましたが、お客様はほとんど来ませんでした。

思案に暮れたりしましたが、やはり誰も知らないところに引っ越してきたのだから、まずは知り合いを作らなければダメだと思い、地方で昼間、人が多いところはどういうところかな、と考えました。

「そうだ、私の大好きな喫茶店だ」

と思って、ポンコツ車と下手な運転で喫茶店を探してまわりました。

ある日、とてもこだわりのある自家焙煎珈琲《じかばいせんコーヒー》の店を見つけ、ここは他と違うと感じて、ちょっと通ってみようと思ったのです。初めはお店の隅っこで本を読んですぐに帰る。またちょっと来て帰る。暇だけど忙しそうな感じで帰る。そんなことをしているうちにママと言葉を交わせるようになりました。

「何をしてらっしゃるの？」喫茶店のママにそう聞かれ、「エステをしています」と答えました。

「え！ 高いのでしょう？」

「いいえ、つど払いで、お安いです」

その頃のエステサロンはたくさんのチケットや化粧品を売りつけると悪評が立っていたのです。

ママは、「すぐに行ってみたい」と言って、閉店後、毎週通ってくださいました。そして、ホームケアとしてアミノ酸クレンジングとアミノ酸複合体（ＰＳ）を使っていただきました。それから何か月かすると、今までの深いシワや、くすみが消え、本当にスッキリきれいな肌になっていたのです。

しばらくして喫茶店のお客様から、

「ママ最近きれいになったわね、どうしたの？」

と言われるようになり、ママからのご紹介が増えました。以前は閑古鳥が鳴いていた私のサロンがちょっと忙しくなってきたのです。

■からだが悲鳴を上げた

私は自分の経験をふまえ、サロンの施術も免疫を損なわないような工夫をしました。ピーリングをしない、オイルを控えるなど、少しずつ変えていきました。すると、お客様が一人ひとりきれいになっていき、口コミでさらに忙しくなりました。スタッフも入れ、大変繁盛してきました。

しかし、忙しさにかまけて、自分のからだは悲鳴をあげていたのです。食事は手抜き、栄養バランスに欠け、風邪も引きやすくなっていました。

そんなときです。個人レッスンを受けた先生から研修会に誘われました。お肌に栄養導入するフランスのリンパドレナージュという施術の講習会でした。

その施術を受けると肌がさらに良くなると言われ、モデルになりました。

ところが次の朝、顔はパンパンに腫れ、首、耳のあたりは赤くただれ、まるで別人になっていました。全身までもアトピー性皮膚炎のようになり、狼狽《ろうばい》しました。

かゆくて何日も寝られず、皮膚科にも行きましたが、どうしてもステロイド剤を使いたくなく、かゆみ止めを飲んだり、非ステロイド剤を塗ったりして我慢しました。

どうしようもなくてアミノ酸研究家の先生に相談してみましたが、

「そんな肌はやったことない」

そう言われてショックでした。個人レッスンを受けた先生は責任を感じ、お金を払うと言い出しました。

そのとき、ただなんとなく、またPSを塗布してみようと思ったのです。

まず腕に塗りました。すると抗生剤をつけていたので、とたんに透明なリンパ液が出てきて、それが黄色に変わり、ひどくてタオルを巻くほどでした。耳からもダラダラとリンパ液が出てオロオロするばかりでした。

それはアポトーシス（究極の肌の免疫で皮膚の自殺行為。再生のための細胞死）といい、まさに免疫の先生から聞いた、

「肌の免疫は破壊から始まる」

という状況でした。
4、5日経つとリンパ液は出なくなりましたが、眠れない日々が続き不安でした。またPSを塗布してみたら、今度は大丈夫でした。2か月経ったときにはなんと、スッキリきれいになっていたのです。このことから私は、
「肌には免疫がある。肌に余計なものを入れてはいけない」

と、確信するようになったのです。

■免疫美容セミナーを開催

私は自分がひどい肌トラブルを免疫美容で克服した経験を、サロンの施術に取り入れました。ホームケアを希望するお客様に方法をよく説明すると、多くの人が2、3か月できれいな肌になってきたのです。さらに、肌の免疫を多くのエステティシャンにこそ知ってほしいと思っていたところ、「口コミだけで繁盛しているサロンがある」

ということで、業界紙が取り上げてくれました。すると全国のエステサロンから問い合わせが殺到しました。私が自らのひどい肌トラブルを肌の免疫できれいに治した話を、誌面に載せたことが共感を呼んだようでした。

この記事をきっかけに、エステティシャン向けに「肌と免疫」がテーマの研修会を開くことになりました。

業界紙に「免疫美容セミナー開催」の広告を出すと、大勢の人が集まりました。それまであまり人前で話すことがなかったあがり症の私はうまく話せず、とても肌の免疫なんてわかっていただけるような話ができませんでしたが、たくさんの肌の改善症例を見ていただきました。

その後、2か月に1度開かれるセミナーに多くのエステティシャンが集まるたび、エステティシャン同士で、

「きれいになったわね」

という言葉が飛び交うようになりました。

エステティシャン自身にトラブル肌が多く、肌の免疫の重要性をわかっていなかったのです。いかにエステサロンがお肌の免疫を知らず、対症的な施術をしてきたのか、改めて実感する出来事となりました。

この経験から、私はＮＰＯ日本免疫美容協会を作り、以来20年以上、理論や技術研修と免疫美容セミナーを開催してきました。

そして２０２０年、私も参加した研究の結果、アミノ酸複合体（ＰＳ）はランゲルハンス細胞の活性化物質でありステロイドの離脱と肌の萎縮改善効果もあることが実証されました。私が長年携わってきた免疫美容の効果が、科学的に証明されたのです。

■やっぱり「肌に余計なものを入れてはいけない」

繰り返しますが、私にはこうした経験がありながら、難聴によいという電流と点滴をうっかり肌に入れてしまい、大変なことになりました。これは現実です。美容目的でなくても、肌になにか余計なものを入れてはいけないのです。

DAY 68

かゆいところを温めてみた

8月29日（月）　晴れのち雨

かゆいところを温めるとかゆみが止まることに気がつく。
血流が良くなるので、首の黒ずみが取れた。
腕も温めた。これから温めよう。

■違う方法を試す

ずっと患部のかゆみに悩まされていて、そのつど冷やしてしのいでいました。
ふと、「温めてみたらどうかな」と思い、試してみたのです。

かんたんにホットタオルをつくり、腕や額などのかゆいところに当ててみたら、少し楽になりました。初めて、かゆいところを温めるとかゆみが止まることに気づいたのです。

それから、ホットタオルで首を始め、からだのあちこちを温めるようになりました。そうすると血流もよくなるようで、黒ずんでいた首のあたりの皮膚の色が日に日に薄くなりました。

慣れた方法だけでなく、ときには違うことを試してみるのも大事ですね。新たな発見があります。

「肌が治ってきたので、これからは積極的に温めていこう」

と、思いました。

ところで、ホットタオルは家庭でかんたんに用意できます。ハンドタオルを水で濡らし、軽く絞ったら、電子レンジで６００ワット、１分間のタイマーでチンすると、ほどよく熱くなります。

■温活のすすめ

皮膚炎がもっとひどい頃は、温めるとかゆみが強くなるので、冷やすしかありませんでした。季節も真夏で、とても暑いので、なおさら温めることを避けていました。

でも本来は、からだを温めると体温が上がり、細胞が活性化し、免疫力や治癒力が高まります。からだの冷えは免疫力の低下につながり、「万病の元」です。とくに、ガン細胞は低体温が好きだと言われます。それを防ぐには、からだを温めて血行をよくすればいいのです。

「温活」という言葉がありますが、肌の免疫力アップにも、体温アップが効きます。すると、血流がよくなるので、からだも肌も調子がよくなります。生活の中で手軽にできる「温活」は、お風呂でゆっくりお湯に浸かるか、足湯や半身浴をするといいようです。

DAY 69

まだアレルギー物質が残っている

8月30日（火） 曇り

どうしても、腕がかゆい。
額の眉毛のところもかゆいので、夜、前腕を吸引する。
ひどい悪血だ。
眉毛のところにＰＧを塗る。とたんにリンパ液が出て吸引する。
まだ、アレルギー物質が残っているようだ。

■まだ湿疹ができる

もう治ってきたと思ったのですが、まだ朝起きるとどこか無性にかゆかったり、新たな湿疹ができていたりして、油断ができませんでした。

このところ、ずっとかゆかった腕だけでなく、額の眉毛のところもかゆみが急に強く出るようになりました。そこは、これまで気にしていなかった部分でした。

眉の上がどうにもかゆくてボリボリ掻いてしまい、鏡を見たら真っ赤になっていて、とても目立ちました。

顔の皮膚炎は、精神的につらいです。アラブの女性のようにベールで顔を隠せる文化ならよかったのかもしれませんが、日本で顔を隠して生活するわけにもいかないので、どうにもなりませんでした。

かゆくて、あちこち掻いてばかりいるので、とうとう、無意識に肌をボリボリ掻くのが癖になりました。

この「掻き癖」はずっと治らず、今でもどこかチクチク、ピリピリすると、無意識に手が動いてボリボリ掻いてしまいます。

■アレルギー物質が溜まっている

吸引したのは、両腕の表側の手首の辺りです。

かゆいところに吸い玉をすると、決まって真っ黒い悪血がでました。

「まだこんなに悪血が溜まっていたのか」と思いました。

どうも、手首のあたりに悪血が溜まりやすかったようです。

この日は結局、朝から晩まで眉の上のかゆみが残りました。

深夜、寝る前に、その眉毛のところにPGを塗ると、とたんにリンパ液が出たので、そこにまた吸い玉をつけて吸引しました。アレルギー物質がしぶとく溜まっていたのだろうと思います。額はずっとかゆくて、吸い玉吸引を数え切れないほど何度もしていたので、赤黒く肌が荒れてしまっていました。この頃は肌の治り方が一進一退で、気分が晴れない毎日でした。

DAY 70

腕は治ってきた

8月31日（水） 曇り

朝、額は少し赤く、まだかゆみがある。腕のかゆみはなくなり、どす黒さもなくなっているが、リンパ液がまだでているので絆創膏《ばんそうこう》を貼る。

■絆創膏が活躍

高価ですが貼るだけで傷が治る絆創膏があります。眉上のかゆみは落ち着きました。額全体の吸引痕と赤みは濃く残っています。一方で、腕のほうは少しよくなってきました。リンパ液がまだ出るということは、皮膚の免疫が闘ってくれている証拠です。

DAY 71

神経性皮膚炎になる

9月1日（木） 曇り

神経性皮膚炎になっている。仕事は休んでゆっくりする。

■無理しないで早めに休息

神経性皮膚炎は、からだからのSOS信号です。肉体的にも精神的にも疲れが溜まっていて、肌が過敏になり、ピリピリ、チクチクしたのではないかと思うのです。

こういうときは無理をしないで、なるべくからだを休めてゆったり過ごしたほうがいいですね。

DAY 72

なんとか元気になる

9月2日（金）　雨

なんとか元気になる。
店で吸い玉をする。
背中、ヘッド、腕、とくに肩がひどい。
肩のポイントは、肺、腸、皮膚病に関係している。

■根本的に治したい

会社を休んでなんとか元気になったので、翌日は出勤しました。

そして、店で吸い玉吸引をしました。店では、背中、頭、腕と、ふだん自分ではなかなかやりづらい箇所をじっくり施術してもらえます。

一旦カップを外すと、肩のあたりの痕がくっきり残ったので、悪いものがそこに溜まっていたとわかりました。そこを重点的に施術してもらい、スッキリしました。

「肩のポイントは、肺、腸、皮膚病に関係している」と、日記に書いたように、人間のからだの表面には、内臓などに関係したツボが点在しています。

また、頭にも、重要なツボがたくさんあります。

たとえば鍼灸では、からだの弱っている部分に関係するツボに鍼《はり》を打ったり、お灸で温めたりして治療します。

吸い玉の場合は、それをカップ吸引で行います。

鍼灸と吸い玉はどちらも、伝統的な東洋医学に関係があります。共通しているのは、悪いところをピンポイントで治す対症療法だけでなく、からだ全体の調子を整えて根本的に治そうという考え方だと思います。

DAY 74

大丈夫そうでほっとした

9月4日（日）　曇りのち晴れ

夜、肩と胸にPGをつけてみる。
なんかかゆくなく、大丈夫そう。
なんかほっとした。

■全部つながっている

日記には書いていませんが、この日は、鎖骨とバストの間あたりが、とてもかゆくなって困りました。それまでは、かゆくなったことがなかった箇所です。

でも、よく考えれば、難聴がよくなるという電流が手から入って腕や肩を通り、首、顔、頭に上がる前に、胸のあたりも通ったのでしょう。それで、胸のあたりにもアレルギー物質が溜まり、時間差で今頃かゆくなったのかもしれません。

結局、今までの出来事は、全部つながっているのです。

「肌に変なものを入れてはいけないんだ」

と、また改めて、つくづく思いました。

この日の写真が残っていますが、顔、肘から上、腕の先まで、まだ赤いです。かゆくなったところを吸い玉吸引すると、真っ黒な悪血が出ました。毎度のことですが、こんなにアレルギー物質が残っていたのかと驚かされました。

それでも、夜になって肩と胸のかゆいところにＰＧを塗ってみたら、赤くもならず大丈夫でした。

■回復への道のりは山あり谷あり

この皮膚炎が回復へ向かう道のりは遠く、山あり谷ありでした。今日はよくなったかなと思っても、次の日には急にぶり返したり、また新たなアレルギー反応が出たりして気が抜けません。その間、ずっと精神的に緊張していたギリギリの状態だったと思います。それでも私は、できるだけ普通の生活を送り、ちゃんと食べて、寝て、からだの中から元気になって皮膚炎を撃退しようと心がけました。

そのためにも、今日は疲れた、からだがつらい、不快感が強い、気持ちが落ち込み気味、というようなときには、我慢しないで休息しました。それで、心身の不調が何日も長引くことなく解消できたように思います。

精神的なストレスは終始、大きかったですが、落ち込みすぎないのも肝心ですね。

「今回の皮膚炎もきっと治る。自分で治す」

そう信じ、治すために自分にできることをとにかくやろうという気力を、なんとか保っていました。

DAY 75

腕がしっとりしてきた

9月5日（月）　晴れ

急に腕のボロボロがなくなり、しっとりしてきた。久しぶりに腕の包帯なしで出かける。額はまだ少し赤いのと時々かゆみがある。まだＰＧが完全に使えてないが、見た目はなんとか良くなった。

ヘアカットと整体に行く。整体してしばらくしたら、また腕がかゆくなった。血流が良くなったせいか、おでこもかゆい。なんてこった。

腕は吸引をした。また悪血がたくさん。まだ免疫低下している。気分もへこむ。

■腕の包帯がとれた

最初に湿疹が出た腕は、良くなってくるのも一番早かったです。ボロボロに傷んでいた皮膚がだんだん厚くなり、それが細かくはがれ落ち、すっかりきれいになったあと、急にしっとりうるおうようになってきました。

これは、傷んだ肌の古い角質が自然にはがれ、その下の新しい皮膚細胞が機能し、うるおい成分を正常に排泄するようになった証拠かと思います。

やっとここまで回復して、腕の包帯は巻かずに外出できるようになりました。

顔のほうもだいぶ良くなりましたが、額を中心にまだ赤みとかゆみが時々出ました。

そういうときにPGを塗ると反応が出やすいので、気をつけていました。

肌がだいぶ治ってきたので、久しぶりに美容院と整体に行けて、いい気分転換になり、からだも軽くなってよかったです。ただしその後、腕とおでこがまたかゆくなり、吸い玉をすると悪血がたくさん出て、がっかりしました。

整体で血流もよくなりからだが温まったので、かゆみが出たのかもしれません。

DAY 77

急に回復してきた

9月7日（水）　晴れのち雨

背中の吸い玉とヘッドカッピーをする。腕も顔も急に回復してきた。

リンパ球の状態もよいとメタトロン判定がきた。嬉しい。

ＰＧも腕、肩に塗ってみた。少しかゆいが大丈夫。嬉しい。

これからようやく肌免疫が働いてくるのだ。搔きこわし痕やくすみ、黒ずみなど、きれいになってくるので、嬉しい。

夜、少し不眠になっているので、安定剤の抑肝散を飲む。イライラが収まるとか。

■リンパ球の状態もよい

肌が急に良くなってきました。腕と顔は目立つので、きれいになってきて嬉しかったです。背中と頭を吸い玉吸引しても、ひどい悪血は出ませんでした。

メタトロン判定の「リンパ球の状態もよい」というのを喜んだのは、これで免疫がきちんと働けば、肌の掻きこわし痕やくすみ、黒ずみも早く治ると思うからです。

抑肝散は漢方の精神安定剤で、なぜかイライラして眠れないので1回だけ飲みました。

DAY 78

からだを温めてストレッチ

9月8日（木）　曇り

額はまだ少し赤みがあり、ひりつくが、パウダーファンデーションでごまかせるようになった。整体にいく。

夜、からだを温めてストレッチする。

■からだを動かす

額の赤みや、ひりつく感じはまだ少しありましたが、肌は順調によくなってきました。パウダーファンデーションで赤みやボツボツの痕をカバーできるようになったので、気も楽になりました。

ストレッチは、夜寝る前に、自己流で行いました。ストレスや運動不足で、全身の筋肉がガチガチに固まってしまい、

「そろそろ肌が治ってきたので、からだを動かさないといけないな」

と思ったからです。

■半身浴をする

心臓に負担をかけずにからだを温めるには、半身浴がよいと言われます。

半身浴の入浴法は、胸より下のみぞおちを、体温より少し高めの37～38℃のお湯に20～30分ゆっくり浸けて温めます。

このとき、上半身は浸けないようにします。肩や腕を出しているので、もし肌寒ければタオルをかけるか、Tシャツを着て入ります。

お風呂の適温が40～41℃だそうなので、足湯の37～38℃は少しぬるめです。ぬるめ

のお湯に下半身だけゆっくり浸かることで、心臓に負担をかけず、からだの芯から温まります。

自宅のお風呂で半身浴をするのが面倒なときは、フットバスにお湯を張って足湯をするだけでも、からだが温まります。

この日記の頃の私は、まだ肌への負担を気にしてお風呂もお湯を使う半身浴も避けたかったので、自宅用の遠赤外線半身浴サウナ「ハーフスパ」を利用しました。これは、服を着たまま入り、遠赤外線の輻射熱による半身浴効果を体験できる装置です。

私が使用したハーフスパは木製の箱のような形をしていて、そこに足から入り、みぞおちから上は出ています。ハーフスパの蓋をテーブル代わりにして、本を読んだりお茶を飲んだりしながらリラックスできます。

こうしたハーフスパは、リラクゼーションサロンなどで体験できるところがあります。

DAY 79

からだも皮膚もよい状態

9月9日（金） 曇り

今日はからだの凝りがなく皮膚もよい状態になったと、メタトロン判定があった。

■からだと皮膚は連動している

整体、温活、ストレッチが効いたのか、からだ全体が楽になったと感じました。メタトロン判定でも、皮膚もよい状態になったという報告がありました。

からだと皮膚は連動していて、からだの状態がよくなれば、肌もだんだんきれいになります。

からだの中からコンディションを上げていくと、ひどい皮膚炎の治りもよくなることを実感しました。

■肌は血液

「肌は血液である」という考え方があります。肌のコンディションと、血液の状態が連動しているからです。

水の流れが滞ると、よどんで腐ってしまいます。それは血液も同じで、血液がドロドロで流れも悪いのに、きれいな肌になるのは難しいです。

化粧品やエステで顔の表面だけお手入れしても、体調の悪さは肌に出ます。運動や温活など様々な方法を柔軟に取り入れて血液の状態を改善すると、肌は自然にきれいになります。

DAY 82

今日で１か月半

９月12日（月）　曇り

肌がひどい状態になって、今日でちょうど１・５か月になる。

ようやく額を除いてＰＧを塗れるようになった。

額はあまりにもいじりすぎて角質層が薄いため、ＰＧを塗るとムズムズしてかゆくなる。

角質層はたった０・０２ミリのキッチンラップ程度の厚みだけれど、この厚さが肌を守っているのだ。薄いと肌が弱い。

まだ少しずつかな、からだに付けられるのは。

からだはいじってないので、肌の状態がよい証拠だ。

■いじりすぎると肌が薄くなる

ひどい皮膚炎になってから1か月半経ったこの頃は、肌の調子が明らかによくなり、安堵《あんど》しました。

まだ肩、首、顔にかけて肌が傷んでいるものの、真っ赤な腫れはだいぶ治まり、水疱も消えてきました。額以外は、PGを塗ってもかゆみなどの反応があまり出なくなり、「やっと免疫レベルで肌の再生が始まった」と、嬉しくなりました。

額だけは、まだPGを塗ると時々、かゆくなりました。額はあまりにもいじりすぎて角質層が薄いため、敏感肌になっているのです。

額がかゆくなるたびにボリボリ掻いて、吸い玉吸引を何度もしたので、その刺激で角質層に穴が開いたり薄くなったりしたことが、敏感肌の原因だと思います。

PGを塗るとかゆくなるのは、免疫センサーが正常で、一所懸命働いてくれるおかげです。自分の免疫で肌が守られているのです。

DAY 83

ぶり返し

9月13日（火）曇り

顔にＰＧを塗ったら、朝赤くブツブツが出てむずがゆいので、吸い玉でポコポコした。
その後、さらに赤く腫れ、ザラザラになる。
夜中にＰＧを塗る。
顔の肌をいじりすぎだ。

■ゆらぐコンディション

顔にＰＧを塗ったら、久しぶりに強い反応が出ました。赤いブツブツが出てかゆくなったので吸い玉吸引をしたのですが、それでもまだ治まらず、もっと赤く腫れて、ザラザラの肌になりました。このザラザラを早くなんとかしたくて、夜中にまたＰＧを塗りました。あとで考えると、これは少しやりすぎだったのかもしれません。

■そっとしておくのも大事

顔の肌をいじりすぎると、敏感肌になってしまいます。美容に熱心で一所懸命スキンケアする人ほど、肌のトラブルが増えるのはそのためです。肌に傷ができると、治りかけのときに肥厚するか、茶色いシミになることがありますが、それは肌の治癒力が正常に働いているからで、そのうち治ります。でも、焦ってエステやピーリングできれいになろうとすると、一時的にスッキリするかもしれませんが、かえって肌を傷めます。むしろそっとおいてあげたほうが、早くきれいに治ります。

DAY 84

顔と頬が赤くひどい

9月14日（水）　曇りのち晴れ

額と頬が赤くひどいので冷やす。
ファンデーションで隠して出かける。
店で背中とヘッドカッピーをする。
顔の赤みが消える。

■吸い玉効果で炎症が治まる

この日は、からだのコンディションもよくなかったのか、「額と頬が赤くひどい」

と、日記で嘆くくらいに、肌のことで悩んでしまいました。

朝、額と頬が赤く腫れて火照っていたので、水で冷やしてから、パウダーファンデーションをつけて赤みをカバーし、外出しました。その後、店に行って背中とヘッドカッピーの施術を受けたら、からだがスッキリして、顔の炎症もだんだん治りました。背中や頭に悪血が溜まっていて、吸い玉効果で解消されたのでしょうか。

このように、からだへの効果がすぐに出てくるのが、吸い玉療法の嬉しいところです。肌に吸い玉を吸いつけても痛くもかゆくもなく、むしろ凝った部分がほぐされて気持ちがいいので、おすすめです。

もし痕が残っても、1週間ほどで消えます。

吸い玉療法には、美容効果もあります。血流が改善されるので、顔のむくみが取れ、スキンケアをなにもしなくても肌がきれいになるのです。

DAY 87

黒くてひどい肌になる

9月17日（土） 晴れのち曇り

首がかゆくて吸引をした。黒くてひどい肌になる。ムズムズひりつく。冷やす。

■今度は首がかゆい

この日は首がかゆくて、また吸い玉吸引をしました。

カップを外したら色素反応が強く、痕がくっきり残り、黒くてひどい肌になりました。

残暑が続いて夏バテぎみで、免疫力が落ちていたのでしょうか。

施術後もスッキリとはいかず、肌がムズムズひりつく感じが残っていたので、とにかく冷やしました。かなり神経過敏になっていたのかもしれません。

■焦らないこと

治り始めたら一直線に治ってくれれば最高ですが、現実は厳しいです。順調によくなっているかと思えば、急にぶり返して悪くなることがありました。

そういうときは不安だしイライラしますが、焦らないことが肝心ですね。

焦っても治らないですし、自分にできることを地道にコツコツやっていくしかないのです。

私も必要以上に落ち込まないようにして、なんとか平常心を保ちました。

DAY 90

顔はなんとかきれいに

9月20日（火）　曇りのち雨

顔はなんとかきれいになる。首は黒いが炎症は治まる。
かゆくなるので、ＰＧは塗れない。

■もっと注意深くなる

顔の赤みや湿疹は、だいぶ治まってきました。このところずっと赤ら顔だったのが、少し白くなってスッキリしました。首のかゆい炎症も治まり、ほっとしました。

あとは、すっかり傷んで黒ずんでしまった肌が早く治ってきれいになってくれればいいと願うばかりでした。

早く治したい一心でPGをつけすぎると、かえってかゆくなることがありました。それで、今はPGを塗ってもいい状態なのか、自分の肌や体調にもっと注意深くなりました。

このことは、食べ物などでも同じではないかと思います。

栄養のある、からだによい食べ物でも、いつ、どれだけ食べていいのか考えないと、かえってからだに毒です。

たとえば、寝る前に大食すると、太るし、健康を害してしまいます。それは肌免疫を活性化させるPGでも同様だと思うのです。

本当に今回の体験を通して、気づけることが増えました。

DAY 91

背中と頭を吸引

9月21日（水） 雨

背中の吸引とヘッドカッピーをした。

■治すための試行錯誤

今回、ひどい皮膚炎になったことで、治すためになにをすればいいのか、毎日あれこれ考える日々でした。いろいろ試行錯誤するなかで、これは効いたなと一番感じられたのは、背中と頭部の吸い玉吸引でした。

背中や頭には内臓や自律神経に効くツボが集まっています。そこを吸い玉で刺激すると、無理に押したり揉んだりせずに、ほぐせます。

この施術の即効性は驚くほどで、終わって起き上がるとすぐ、

「からだがスッキリして、軽くなった」

という実感がわきます。

しかも、1週間後くらいに、もっとからだが楽になり、肌のコンディションも上がります。

この時点ではまだ、私の肌にアレルギー物質がしぶとく残っていて、時々暴れだしました。

でも、焦らず諦めず、排泄をうながす努力を地道につづけていると、やはり効果があったのです。

DAY 92

落ち着くようになった

9月22日（木）　曇りのち雨

だいぶ肌の調子が良くなった。
首と額はまだＰＧを塗るとかゆくなるが、少し経つと落ち着くようになった。

■日にち薬

9月も下旬になると、肌の調子がだいぶよくなりました。

少し前のように、炎症や湿疹やかゆみが激しくぶり返すことがなくなってきたので、生活上のストレスが減ってきました。

ＰＧを塗るとまだ反応が出るところもありましたが、そっとしておくと、じきに落ち着くようになったのがよかったです。

よく言われる、「日にち薬」という言葉は、本当ですね。

本当にひどい皮膚炎だったので、かなり時間はかかっていましたが、日に日によくなるのを感じました。

からだや、肌が本来持っている免疫力と治癒力がきちんと働き、傷んでしまった部分が自然に治っていくために、ある程度、時間がかかるのはしかたがないようです。

これまでの日々で私もいろいろなことに慣れ、なにが起きても対処のしかたがわかってきました。

二度としたくないひどい体験ですが、これも貴重な学びだったなと思います。

DAY 96

今日で2か月

9月26日（月）　晴れのち曇り

ちょうど今日でひどく発症して2か月経つ。

難聴の電流を右手から流したせいか、首から肩、両腕、頭から額、顔、顎まで電流の流れに沿って、幹細胞点滴が流れたことがよくわかった。

肌から排泄が行われたと感じる。

■アレルギーの原因

発症から2か月目を迎え、やっと、肌の赤みや湿疹がほとんど引いてきました。

「肌からのアレルギー物質の排泄がだいぶすすんだ。きっともうすぐ治る」

ということが、心から信じられるようになりました。

それにしても、なぜ腕、肩、首、顔、胸の上あたりの上半身だけ発症したのか、ずいぶん考えました。それで思い当たったのが、難聴の電流を右手から流したせいだったのではないか、ということです。

クリニックで、電源だった電球を両手で包むように触っていた私のからだに、直通電流が流されました。電流が右手から入り、からだの中を通って左手に抜けた、その電流の流れに沿って、幹細胞点滴が流れたと思うのです。

電流を流した直後に、幹細胞点滴をしたのがいけなかったのではないかと思いました。もしかすると、事前に電流を流さなかったら、点滴を入れてもこんな大かぶれにはならなかったのかもしれません。

そんな副作用が出る説明は受けてないですし、因果関係もわかりませんが、そう思えてならないのです。

DAY 98

まだ完全に正常ではない

9月28日（水） 晴れのち曇り

顔、肩、腕、首すべてのところにPGを塗る。
塗ってみてかゆくなったりムズムズしたり、赤くなるところの肌はまだ正常ではない。
ローションと併せて使いこなす。

■肌からの排泄のメカニズム

顔、肩、腕、首すべてのところにPGを塗っても、私の肌になにも問題なければ、赤くもかゆくもなりません。反応が出るところは、まだアレルギー物質があるか、ステロイドの影響があったと思います。そのため、かゆみがあるなどPGをつけると反応が出そうなときは、成分がマイルドなローションをつけて様子をみました。

ところで、皮膚炎で悩む日々の中で、私を支えてくれたのは、「肌と排泄」の基礎知識です。その一端である「美肌につながる肌からの排泄のメカニズム」を、かんたんに説明します。

美肌につながる肌からの排泄メカニズム

(1) 肌のうるおいは弱酸性

健康な肌は、自然に排泄される弱酸性のうるおいで適度にしっとりと保たれています。このうるおい成分には、肌の殺菌や毛穴を収れんさせる作用があります。

(2) アミノ酸代謝

肌のうるおい成分に含まれるフリーのアミノ酸は、紫外線カットもして重要です。

化粧品の使いすぎなどで代謝が弱ると、乾燥肌、敏感肌、シワ、しみ、くすみ、ニキビ、たるみ、毛穴の開きの原因になります。

(3) 糖代謝

肌のバリアは水も通さないので、コラーゲンやヒアルロン酸などをたくさん塗っても浸透することはありません。

糖代謝をよくすると、コラーゲン層に水分が上がり、肌にハリが出ます。肌に塗るより、炭水化物を食べて糖代謝をよくするほうが効果的です。

(4) 尿素サイクル

腸が悪いと血中にアンモニアが含まれ、ニキビや噴き出物がでます。尿素サイクルが狂った状態です。

便秘を解消して腸管免疫をよくすると、健康になり、肌もきれいになります。

DAY 103

マグネシウム不足

10月3日（月）晴れ

まだ、首がかゆいので、吸引をした。ひどく悪血が出たのでびっくりした。
右肩もかゆいので吸引をした。ここもひどくてびっくり。
まだこんなに悪血が入っていたのだ。ショック。
メタトロン判定でマグネシウム不足と出た。ストレスが多いと不足するようだ。
ひじきやワカメ、ナッツ類を食べるようにと言われる。

■マグネシウム不足だと元気になれない

今回の皮膚炎は実にしつこく、10月に入ってもまだ肌のコンディションが不安定でした。この日は、首を中心にかゆみが出て、無意識に掻いてしまっていました。とくにかゆみが強かった首と右肩を、吸い玉吸引しました。またも、ひどい悪血が出ました。もうだいぶ良くなったと思ったのに、実際にはまだだったようです。

すると、定期的なメタトロン判定でも、マグネシウム不足と指摘されました。体内のマグネシウムは、ストレスが多いと不足するといいます。

この皮膚炎になってからストレスを感じない日はなかったので、しかたがないと思います。

それに、かゆいから頻繁に吸い玉と悪血処理をしていたので、マグネシウムだけでなく亜鉛などの必須ミネラルも不足したのかなと思います。それにより、いつの間にか貧血気味になっていたようです。

日記に書いた、

「ひじきやワカメ、ナッツ類を食べるように」

という話は、メタトロン判定をしてくれる知人からのアドバイスでした。ミネラル不足は食べる物で補えばいいとのことで、その知人は実際にこの2か月間、ミネラル豊富な食品をよく送ってくれました。


食べ物に気をつけると、傷んだ肌の修復だけでなく、からだが健康になれます。からだの健康ときれいな肌には相関関係があるので、美肌のためにも食事はとても大事です。

■きれいな肌も食事がつくる

肌はバリアと免疫センサーでからだを守る働きをしているため、基本的に肌からはなにも入りません。だから、

「肌にぐんぐん浸透する」

などと宣伝されている化粧品も、実際は肌の表面をベタベタにしているだけで、ま

ず入っていないのが普通です。

逆に、肌のバリアを壊して入ろうとする物質は、免疫センサーが排除に働いてアレルギー反応を起こす原因となるので要注意です。

たとえば、化粧品や洗剤の乳化剤として使われる合成界面活性剤は、肌のバリアを破って傷めてしまう物質の代表です。

肌から栄養が入らないなら、どうすれば肌がきれいになるかというと、口から栄養を入れればいいのです。だからこそ、食事はとても大事です。

からだの健康ときれいな肌は、どちらも食事でつくられます。

なにを食べるかは、むずかしく考えなくて大丈夫です。

ポイントは、食品に含まれる「五大栄養素」である、たんぱく質、脂質、炭水化物、ビタミン、ミネラル（無機質）を、1日の食事の中でバランスよく摂ることです。

1日になにを、どれだけ食べればよいかは、農林水産省の「食事バランスガイド」で、五大栄養素のバランスに配慮した献立が紹介されています。

DAY 104

皮膚がしわしわ

10月4日（火）晴れ

首がかゆくなく、痕は赤黒いがスッキリしている。
ＰＧを塗っても、かゆみがない。１日何回か塗る。
夜になると皮膚が、しわ、しわ、ポロポロとしてきた。

■順調に肌が再生

やっと首のかゆさが治まり、気分もスッキリしてきました。湿疹の痕や掻きこわしで赤黒くなってしまった肌は、まだ多少目立つものの、だいぶよくなりました。

DAY 104 皮膚がしわしわ

この日は、ＰＧをつけてもかゆくならなかったので、安心して１日に何度か塗りなおしました。

すると、夜になるにつれて、皮膚の黒ずんだ薄皮がだんだんむけてきたのです。

「皮膚が、しわ、しわ、ポロポロとしてきた」

と、日記に書いたように、首の皮膚にも脱皮が始まり、その下から新しいきれいな肌が見えるようになりました。

ただ、人間の皮膚の脱皮は、さなぎから美しい蝶々《ちょうちょう》が出てくるときのように、一晩くらいで劇的に終了するわけではありません。しわしわになった部分から少しずつむけていき、何日もかけてポロポロ落ちます。

無理にむくと痛くなってしまうかもしれないので、そっとしておいたほうがいいです。

この、しわしわ、ポロポロがすべて終われば、肌が蘇《よみがえ》るはずです。

DAY 105

顎に異物がある

10月5日（水）　曇りのち雨

首の黒ずみが薄くなり、かゆみもなくなった。
顎の右下のところにＰＧを塗るとブツブツと出る。
ＰＧを塗ると反応がある。顎のところに異物があるようだ。

■だんだん下がってきた

日に日に首の脱皮がすすみ、きれいになってきました。傷んで黒ずんでいた部分も、その古い皮膚がはがれ落ちたらきれいになりました。

これで首はひと安心だなと思っていたのですが、今度は顎の下に新たなブツブツができました。顎の右下のところにＰＧを塗ったら、赤くかゆくなる反応も出たので、ここに毒素が溜まっているようでした。

難聴に良いといって流された電流と、点滴の通ったルートのことを考えると、「額から顎にアレルギー物質がだんだん下がってきているのかな」

と思いました。

今にして思えば、こんなに毎日、自分のからだに現れる小さな異変に注目して、あれこれ考えた日々は過去にはなかったかもしれないです。

こんなにしつこい皮膚炎には、できればなりたくなかったですが、この経験によって気づけたことも多かったのは確かです。

とくに、肌に余計なものを入れたらどうなるか、それがどう排泄されて治っていくのか、実感としてわかることが増えました。

DAY 111

がんばれ

10月11日（火）　雨のち曇り

顎の部分にPGをつけるとかゆい。
電流の流れに沿ってひどくなっている。
腕から首に、そして頬に、どうも最後に顎にたまっているようだ。
吸い玉をしながらPGをつける。
もう少しだ、がんばれ。

■自分を励ます

顎のかゆみは数日間続きました。かゆいところにPGをつけると治りが早くなるはずですが、このところ反応が強く出ることが多かったので、様子をみて、塗るタイミングを考えました。

この時点では、

「最後に顎にたまっているようだ」

と思いましたが、

「電流の流れに沿ってひどくなっている」

ということを考えると、顎の段階は、まだ「最後」ではなかったようです。

どちらにせよ私は、かゆくなれば吸い玉をして血液浄化に努め、PGをつけて肌の免疫力を上げることに一所懸命でした。

日記に書いたように、「もう少しだ、がんばれ」そう自分を鼓舞して、目の前の状況に立ち向かうだけでした。

DAY 113

首まで下がってきた

10月13日（木）　曇りのち雨

ＰＧをつけると首がかゆい。
どうも首まで下がってきたようだ。赤くなってひりつく。
モイスチャーローションをつける。

■ゴールが見えてきた

だいぶ脱皮がすすんできれいになってきた首が、ＰＧをつけたらまたかゆくなりました。これは、まだ残っていたアレルギー物質が、顎下から、首まで下がってきた状

DAY 113　首まで下がってきた

況なのかと思いました。ヒリヒリ感も多少あったので、水で冷やし、保湿のためにモイスチャーローションをつけました。このローションは単なる保湿ですが、弱アルカリの保湿ローションです。

ＰＧはランゲルハンス細胞を活性化させるアミノ酸複合体です。傷んだ肌には、赤みやかゆみ、シワシワになった、ヒリヒリする、ポロポロする等の免疫反応が出ることがあります。

それは、かつて聞いたアミノ酸研究家の先生の言葉を思い出すと、

「よくなる前兆なので、心配ない。肌の免疫が感作すると傷んだ肌は必ず一度悪くなる。とくにステロイド剤を使っている場合は一度破壊が起こりリンパ液も出るが、これは肌が生まれ変わる状況なので心配しないで」

ということだと思います。私も自分で試行錯誤を繰り返した経験上、傷んだ肌が回復するためには、アミノ酸複合体（ＰＳ）をたくさん塗布することが早道だと考えています。

DAY 116

久しぶりにホルミシス吸引

10月16日（日）　曇り時々雨

首がまだかゆいので、気をつけながらしばらくぶりでヘナ染めをした。
なんとか染められてよかった。
顎の部分の黒いブツブツもよくなり、ホルミシスも吸引できた。

■いつもの日常のありがたみ

ひどい皮膚炎になってから、ずっとできなかったことがいろいろありました。その1つが、ヘアカラーです。症状がひどいときは、まず心の余裕がなかったし、もっと

DAY 116　久しぶりにホルミシス吸引

肌がかぶれては困るからです。

ようやく肌がよくなってきたので、久しぶりにヘアカラーをしてみました。

私はいつも自分で、髪にヘナ染めをしています。首はまだPGの反応で少しかゆかったので、首にヘナをつけないように慎重に染めたのですが、大丈夫でした。

また、久しぶりにホルミシス吸引を再開できました。

ラドンを吸うことは、健康のためにはいいのですが、以前もっと皮膚炎がひどかったときに吸ったらかゆみが強くなったので、しばらく休んでいたのです。

久しぶりのホルミシス吸引は、かゆくならず、リラックスできていい感じでした。

ここまでからだが回復して、よかったです。

身だしなみを整えたり、ヘルスケアに努めたり、いつもの日常が戻ってくるのは、本当にありがたいことですね。

DAY 118

さらに調子がよくなる

10月18日（火）　曇りのち雨

首と腕のかゆいところを吸引する。
かゆいところは必ず悪血が出る。
これでだいぶ肌もからだもさらに調子がよくなると感じた。

■経験値が上がった

この日はまた、首と腕がかゆくなりました。治りかけの肌は、実に敏感でした。それでも、もう慣れたもので、かゆくなったら悪血の溜まったサインだから、吸い玉をしようとスムーズに動いていました。

「かゆいところは必ず悪血が出る」

ということも、今回の経験で学んだたくさんのことの1つです。

肌がぐんぐん治ってくると、気持ちも明るくなり、元気が出てきます。からだと心の関係は密接です。ひどい症状に悩んでいる間は気分が曇りがちでしたが、やっと晴れてきました。

「肌もからだもさらに調子がよくなると感じた」

というのは、吸い玉吸引の効果だけでなく、からだが楽になって気分がよくなったためでもあると思います。

それにしても、ひどい皮膚炎になってから、いろんなことがありました。今回のことで、人生の経験値が一段上がった気がします。

DAY 130

お腹をこわす

10月30日（日）　晴れ

夜中に嘔吐と下痢がひどく、寝られず。
たぶん、夜のお刺身が悪かったのかな。
いつもと同じなのに、免疫低下かな。

■悪いものを排泄すれば治る

夕食にお刺身を食べたら、どうも当たったらしく、夜分に吐き気と下痢に悩まされてよく寝られませんでした。

お刺身の鮮度がよくなかったのか、原因はよくわかりませんが、私がふだんの体調ならおそらく無事だったのではないかと思います。

もう3か月間も皮膚炎との闘いに明け暮れたので、疲れが溜まりに溜まり、免疫低下していたせいで、おなかを壊しやすかったのかもしれません。

もし悪いものを食べておなかを壊しても、それが単なる食当たりならば、よほどのことでもないかぎり、悪いものを排泄してしまえば症状が治まります。たいていの場合、整腸剤でも飲んでからだを休めれば、元気になります。

吐き気と下痢がずっと治らなかったら苦しいですし、違う病気も考えられるので、水分補給をして脱水症状を防ぎ、我慢しないで病院へ行くことも選択肢になります。

でも私は、それほど大事にはいたらず、じきに治りました。これでもし皮膚炎もぶり返したら大変でしたが、幸いそうはならず、ほっとしました。

DAY 131

ようやく肌は正常に

10月31日（月）　晴れ

仕事を休む。
時々、ラドン吸引をする。
肌にＰＧを塗っても赤くもかゆくもなく、ようやく肌は正常になったようだ。

■かなりよくなる

前夜は食当たりのような症状で、よく眠れなかったので、翌日は会社を休みました。
ゆっくり自宅ですごし、からだを労ることにしたのです。

DAY 131 ようやく肌は正常に

日中は、やっと再開できたラドン吸引を時々しながら、リラックスして免疫力回復に努めました。

すると、ようやく、肌にＰＧを塗っても赤くもかゆくもなく、という状態になれました。

食当たりによる排泄も、デトックスの一種です。このデトックスが正常に行われ、さらにからだを休めることができたので、私もだんだん元気になりました。

それにしても、６月にうっかり肌に入れてしまった電流と点滴のために、まさか10月末まで悩まされつづけることになるとは思ってもみませんでした。

とくに点滴は、肌に点滴管を挿して入れるという痛い思いまでして、その代償がこれですから、複雑な気持ちです。

アレルギー反応が苛烈だったのは、幹細胞点滴を静脈に直接、大量に入れたせいなのかもしれないですし、肌からの排泄も大変でした。

DAY 142

とてもすっきり

11月11日（金）　晴れ

なんだか肌もからだもとてもすっきりしてきた。

■季節が変わった

気がつけば、暑かった夏が終わり、秋になっていました。

11月に入ると急に、肌もからだもとてもすっきりしたと感じました。

これまでなによりつらかったのは、肌のとてつもない不快感だけではありません。

「これがいつまでつづくのか」

DAY 142 とてもすっきり

「本当に治るのかな」

という、誰にも言えない不安が大きかったことです。

でも、ようやく、完治が見えてきました。

もう顔から腕まで、ほぼ治ってきました。

まだ時々かゆいこともありますが、それほどひどくならず、たいてい一晩寝れば治まってくれるようになりました。

ずっと悩まされていた赤みや腫れはすっかり引き、湿疹の痕や黒ずみも薄れました。

傷んだ古い皮膚がはがれ落ちて新しくなった私の肌は、くすみも取れてスッキリきれいになり、心から安堵しました。

DAY 153

人間の脱皮が終わる

11月22日（火）　雨のち晴れ

今日で約4か月が経った。

まだ時々、額と首がかゆいけど、顔のくすみや過酸化脂質のイボも取れて、ようやく人間の脱皮が終わったようだ。

細胞の生まれ変わりを感じる。

つらい4か月間でした。

■イボも取れた

4か月経っても、まだ時々、額と首がかゆいことがあるものの、皮膚炎で痛めつけられた肌はすべてきれいに治りました。肌が生まれ変わるターンオーバーの周期は、約28日間と言われます。また、皮膚の傷痕などが治って目立たなくなるまでには、一般的に3か月〜半年かかるそうです。私の実感では、4か月周期でよくなった、完治したと思えました。それが、この経験でつかめた新しい発見です。

嬉しかったのは、古い皮膚がボロボロとはがれ落ちるときに、首に多数できていた過酸化脂質のイボまで一緒に取れたことです。

イボの除去にはいろんな方法があります。たとえば、形成外科でレーザーを当てて焼き切るなどすると、費用と手間がかかります。しかし私は、皮膚再生のついでに、たくさんあったイボまで自然に取れてくれたので、ラッキーでした。

「完全に、人間の脱皮が終わったみたいね」

と、心底思いました。すっかり治って本当によかったです。

エピローグ

このたびは、ほんの少しの油断から、本当にひどい、つらい思いをしました。

その渦中で書いていた4か月間の日記を読み返すと、いろいろがんばっていたのだなと、当時のことを鮮明に思い出します。

皮膚炎がひどいときは、毎日不安でした。

「明日朝起きたら、肌がどうなっているのか。これ以上ひどくなったら大変だ」という気持ちに苛まれていました。

実は、家族の介護もしていたので、その疲れもあって免疫力が落ち、こんなことになったのかなとも思います。

何度も泣きたくなったけれど、一人きりでいるときでも、一度も泣きませんでした。気が張っていたし、弱気を見せたくないと突っ張っていたのかもしれませんが、泣く暇があったらどうにかして早く治そうと必死だったのです。

今回のことはひどい経験でしたが、それでも人生にムダなことは1つもないと思うのです。

一番よかったのは、私が長年向き合ってきた「肌の免疫」と「肌からの排泄」について、もっと深い理解が生まれたことです。

「肌はいかにして働いているのか」

「異物が入ったら、どのようにして出そうとするのか」

この2つのことを考えたとき、結局は肌からの排泄と、尿や便としての排泄しかないのです。

私は美容目的でもなんでもなく、ただ難聴を改善したい一心で、肌から電流と点滴を入れてしまいました。

「肌に余計なものを入れてはいけない」

それは知っていたのに、入れてしまい、こんなことになりました。

肌からの排泄は本当に苦しかったけれど、それがいかに大切なのか、切実にわかりました。

オロオロしながら必死に吸い玉吸引をして究極のデトックスをうながし、ＰＧをつけては反応が出る繰り返しにも悩みながら、時間をかけてやっと肌を治せました。４か月間かかりましたが、あのひどい肌が回復してよかったです。

医者に頼らず、薬漬けにならず、肌とからだの免疫を知っていたからこそ、究極のデトックスを自分でできました。

食べ物から栄養をとり、悪血を出し、からだを温め、ラドン療法でからだの中から元気になることで、ボロボロになった肌をきれいに治せたと感じています。

この４か月間は非常につらかったけれど、肌とからだの免疫が回復し、皮膚の自然なうるおいも戻り、くすみも取れ、健康な肌を取り戻せて安堵しています。

今回の経験でわかった大事なことをまとめると、この３つになります。

①からだが元気なら、なにもしなくたって肌もいい

からだから元気にしていけば、肌は楽なのです。免疫力と治癒力で、自然にきれいになってくれるからです。

②医者に頼らず、自分の免疫力を上げればいい

快眠、快食、快便、この3つが免疫力アップの要です。

③究極、肌には何もしなくてもいいけれど、排泄させることが大事

悪いものを入れてしまった、入ってしまったというときこそ、排泄して外に出してしまう必要があります。そうすれば、傷んだ肌も治ります。

今回、私は肌がボロボロになり、とてつもなくつらい思いをしましたが、そこから学べたこともたくさんあります。おっちょこちょいな私は、今回改めて「いつまでも若くいたい」という希望に満ちた私の生きる道を見つめなおすことができましたし、今後、みなさまのためにこの経験を伝えていきたいと考えるに至りました。

私が肌の回復に一番効果があったと思うのは、ＰＧによるランゲルハンス細胞の活性化と、吸い玉とホルミシスです。血液浄化とミトコンドリアの活性化がいかに肌と体の健康回復に役立つかを実感することができました。

悪いものを排泄し、血液の状態を改善し、免疫力を上げ、細胞を元気にすることが、からだのためにも肌のためにも一番いいのです。

からだの疲れや不調、お肌のトラブルに悩む人にこそ、ぜひ自然免疫の重要性を知っていただきたいです。

著者プロフィール

島野 孝子（しまの たかこ）

1943年、東京都生まれ
（株）MHC代表
（株）パトラ代表
NPO法人日本免疫美容協会理事長
著書に『ものぐささん美肌法』（2009年、文芸社）等がある。

免疫はすごい！

「お肌は排泄器官。入れるところでなく出すところ」とCMで言っていながら
入れちゃって、ひどい皮膚炎になり、自分で治した体験記

2024年4月15日　初版第1刷発行

著　者　島野 孝子
発行者　瓜谷 綱延
発行所　株式会社文芸社
〒160-0022 東京都新宿区新宿1－10－1
電話 03-5369-3060（代表）
03-5369-2299（販売）

印刷所　図書印刷株式会社

©SHIMANO Takako 2024 Printed in Japan
乱丁本・落丁本はお手数ですが小社販売部宛にお送りください。
送料小社負担にてお取り替えいたします。
本書の一部、あるいは全部を無断で複写・複製・転載・放映、データ配信する
ことは、法律で認められた場合を除き、著作権の侵害となります。
ISBN978-4-286-24678-9